诊断学基础
核心知识点全攻略

主编 李 雁 王 玫

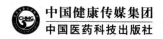

中国健康传媒集团
中国医药科技出版社

内 容 提 要

本书以现行五年制中医药类统编教材《诊断学基础》为蓝本，通过各类图表形式的运用，将所学教材内容进行归纳整理，使其条理清晰、简明扼要、知识点突出，并附有习题及答案，方便掌握。本书适合中医院校学生和中医爱好者、自考者学习参考。

图书在版编目（CIP）数据

诊断学基础核心知识点全攻略/李雁，王玫主编．—北京：中国医药科技出版社，2019.11

（中医核心知识点一本通系列）

ISBN 978 - 7 - 5214 - 1234 - 5

Ⅰ.①诊…　Ⅱ.①李…②王…　Ⅲ.①诊断学　Ⅳ.①R44

中国版本图书馆 CIP 数据核字（2019）第 133563 号

美术编辑　陈君杞
版式设计　南博文化

出版　**中国健康传媒集团**｜中国医药科技出版社
地址　北京市海淀区文慧园北路甲 22 号
邮编　100082
电话　发行：010 - 62227427　邮购：010 - 62236938
网址　www.cmstp.com
规格　880×1230mm $^1/_{32}$
印张　9 ¼
彩插　2
字数　238 千字
版次　2019 年 11 月第 1 版
印次　2019 年 11 月第 1 次印刷
印刷　三河市航远印刷有限公司
经销　全国各地新华书店
书号　ISBN 978 - 7 - 5214 - 1234 - 5
定价　**30.00 元**

获取新书信息、投稿、为图书纠错，请扫码联系我们。

丛书编委会

编委会

出版说明

　　近年来，国家高度重视中医药事业的发展，中医药在人们健康生活中充当了越来越重要的角色，更多的人愿意选择中医中药，从而使更多的人愿意从事中医药行业的工作。为了帮助读者系统、快速了解中医药学科体系，帮助中医药院校学生、自学应考者，以及中医爱好者和初学者学习重点和去伪存真，我社特别策划出版了本套丛书。

　　本书的编写单位主要锁定在相关国家级精品课程的公认的重点中医药院校，主编多为国家级或省级精品课程的学科带头人，参编人员为多年从事教学、有丰富教学经验的资深教授，在本学科有一定的影响力，对各种考试考点非常熟悉的教学一线人员。从而，保证了本丛书内容的权威性和专业性。

　　本套丛书的编写形式以图和表为主，原则为：能用图表说明的一律采用图表形式；可以分条论述的不要成段地罗列论述，使核心知识点一目了然。为方便中医药相关人员准备中医执业医师资格考试、研究生入学考试、中医药院校在校生结业考试、卫生专业资格考试、规培资格考试、继续教育考试，本书中特设置【考点重点点拨】栏目，根据教材本身的特点放于不同位置，书后附有【巩固与练习】，方便读者随学随练，并达到自测的目的。

　　最后，祝愿使用这套书的中医药考生和爱好者，能有收获！

出版者

2019 年 5 月

前言

　　《诊断学基础》作为临床医学的基础学科，在临床实际应用和各类医学考试中都占有极为重要的地位。为了让广大中医院校学生更好地掌握《诊断学基础》的重要知识点，顺利解决临床问题，我们特邀请多位临床及教学经验丰富的中、高级医师及命题专家编写了本书。

　　本书以西医《诊断学基础》统编教材为蓝本，结合中医、中西医执业考试及研究生考试大纲要求，在第一版的基础上进行修订。本书通过各类图表形式的运用，使原本繁杂的课本内容变得条理清晰可循、内容简明精要，力求言简意赅，尤其是对重点及考点内容的提炼，使重点、考点内容凸显，令读者对需要掌握的知识点一目了然。

　　本书得以顺利完成，承蒙中国医药科技出版社的指导和支持，以及各位专家的通力合作，在此一并表示感谢。但由于编写时间仓促，加之学识有限，本书不足之处恳请各位同仁及读者批评指正。

　　最后，祝所有读者学习愉快，轻松掌握《诊断学基础》的全部知识点！

编　者

2019 年 1 月

目 录

第一章 症状学

第一节 发 热

【考点重点点拨】

1. 发热的病因
2. 发热的临床表现
3. 发热的伴随症状

一、病因

1. 感染性发热 最常见。

表1-1 感染性发热的常见病原体及相关疾病

病原体	疾病
细菌	伤寒、结核病、布鲁菌病、细菌性心内膜炎、肺炎链球菌性肺炎、猩红热、急性细菌性痢疾、丹毒、流行性脑脊髓膜炎等
病毒	病毒性上呼吸道感染、病毒性肝炎、流行性乙型脑炎、脊髓灰质炎、麻疹、流行性感冒、流行性腮腺炎、水痘等
立克次体	斑疹伤寒、恙虫病
支原体	支原体肺炎
螺旋体	回归热、钩端螺旋体病
真菌	隐球菌病、念珠菌病
寄生虫	疟疾、血吸虫病、阿米巴肝病

2. 非感染性发热

表 1-2 非感染性发热的常见病因及相关疾病

病　因	疾　病
无菌性坏死物质的吸收	①机械性、物理性或化学性损害，如大手术、内出血、大面积烧伤等 ②因血管栓塞或血栓形成而引起心肌、肺、脾等脏器的梗死或肢体坏死等 ③组织细胞坏死与细胞破坏，如肿瘤坏死、白血病、淋巴瘤、溶血反应等
抗原-抗体反应	风湿热、血清病、药物热、结缔组织疾病等
内分泌与代谢障碍	甲状腺功能亢进症、严重脱水等
皮肤散热减少	广泛性皮炎、鱼鳞病以及慢性心功能不全而引起低热
体温调节中枢功能失常	中暑、安眠药中毒、脑出血、脑外伤等
自主神经功能紊乱	属功能性发热，临床上常表现为低热

二、临床表现

1. 发热的临床分度

（1）低热　37.3℃~38℃。

（2）中等度热　38.1℃~39℃。

（3）高热　39.1℃~41℃。

（4）超高热　41℃以上。

2. 发热过程　一般可分为 3 个阶段。

（1）体温上升期　骤升型；缓升型。

（2）高热期　病种不同持续时间不等。

（3）体温下降期　骤降；渐降。

3. 热型

表 1-3 临床常见热型及相关疾病

热型	热　型　特　点		常见疾病
稽留热	体温持续于 39℃~40℃以上，达数日或数周，24 小时波动范围不超过 1℃		肺炎链球菌性肺炎、斑疹伤寒及伤寒高热期

续表

热型	热型特点		常见疾病
弛张热	体温在39℃以上，但波动幅度大，24小时内体温差达2℃以上，最低时一般仍高于正常水平		败血症、风湿热、重症肺结核、化脓性炎症等
间歇热	体温骤升达高峰后持续数小时，又迅速降至正常水平，无热期（间歇期）可持续一日至数日，反复发作		疟疾、急性肾盂肾炎等
回归热	体温骤然升至39℃以上，持续数日后又骤然下降至正常水平，高热期与无热期各持续若干日后即有规律地交替一次		回归热、霍奇金淋巴瘤等
波状热	体温逐渐升高达39℃或以上，数天后逐渐下降至正常水平，数天后再逐渐升高，如此反复多次		布氏杆菌病
不规则热	发热无一定规律		结核病、风湿热、支气管肺炎等

三、伴随症状

表1-4 发热的伴随症状及常见疾病

伴随症状	常见疾病
寒战	肺炎链球菌性肺炎、败血症、急性胆囊炎、急性肾盂肾炎、疟疾等
意识障碍	先发热后昏迷见于流行性乙型脑炎、中毒性菌痢、中暑等；先昏迷后发热者见于脑出血、巴比妥类药物中毒等
咳嗽、咳痰	肺、支气管炎症
腹泻	考虑肠道感染，如肠炎、痢疾等
尿频、尿急、尿痛	常提示尿路感染
皮疹	应考虑是否为急性出疹性传染病，如水痘、麻疹、猩红热、伤寒、斑疹伤寒及药物热等

续表

伴随症状	常 见 疾 病
单纯疱疹	肺炎链球菌性肺炎、流行性脑脊髓膜炎、流行性感冒等
结膜充血	麻疹、流行性出血热、斑疹伤寒、钩端螺旋体病等
肝脾肿大	传染性单核细胞增多症、病毒性肝炎、肝及胆道感染

巩固与练习

1. 感染性发热里最常见的病原体是(　　)
   A. 细菌　　　　　　　B. 病毒　　　　　　　C. 支原体
   D. 真菌　　　　　　　E. 寄生虫
2. 中暑的发热原因是(　　)
   A. 感染性发热　　　　　　　B. 抗原-抗体反应
   C. 自主神经功能紊乱　　　　D. 体温调节中枢功能失常
   E. 皮肤散热减少
3. 肺炎链球菌性肺炎的热型是(　　)
   A. 弛张热　　　　　　　B. 间歇热　　　　　　　C. 稽留热
   D. 不规则热　　　　　　E. 波状热

参考答案

1. A　2. D　3. C

第二节　胸　　痛

【考点重点点拨】

1. 胸痛的病因
2. 胸痛的问诊要点

一、病因

1. 胸壁病变。

2. 心血管疾病。

3. 呼吸系统疾病。

4. 纵隔疾病。

5. 其他。

二、问诊要点

1. 胸痛问诊要点及诊断意义

表 1-5　胸痛问诊要点及诊断意义

问诊要点		诊 断 意 义
发病年龄和相关病史		
胸痛特点	胸痛部位	①心绞痛和心肌梗死：多在心前区，可向左肩臂、背部放射，也可见于上腹部，咽部不适 ②带状疱疹：沿一侧肋间神经分布，不超过体表中线 ③肋软骨炎：常发生在第一、二肋软骨处 ④胸膜炎：多在胸侧部 ⑤食道炎及纵隔病变：胸骨后
	胸痛性质	①心绞痛：压榨样痛，窒息感 ②心肌梗死：较心绞痛更剧烈，濒死感 ③带状疱疹：刀割样、灼热样剧痛 ④肋间神经：阵发刺痛或灼痛 ⑤胸膜炎：隐痛或刺痛或钝痛 ⑥气胸：在发病初期有撕裂样疼痛
	胸痛持续时间	平滑肌痉挛或血管狭窄缺血为阵发性疼痛；炎症、肿瘤、栓塞或梗死为持续性疼痛
胸痛影响因素		①心绞痛常由劳累或情绪变化诱发，休息或含服硝酸甘油可缓解 ②心脏神经症的胸痛体力活动后反而减轻，分散注意力亦可缓解 ③胸膜炎的胸痛可因咳嗽、深吸气加重，屏住呼吸缓解 ④胸壁病变可找到压痛点，局部压迫或胸壁活动时加重 ⑤食道疾病的胸痛常在吞咽食物时加重

2. 伴随症状

表 1-6　胸痛的伴随症状及常见疾病

伴随症状	常 见 疾 病
咳嗽、咳痰及发热	支气管炎、肺部感染
咯血	肺栓塞、肺结核、支气管肺癌
呼吸困难	肺炎、肺栓塞、气胸、心肌梗死、心脏神经官能症

续表

伴随症状	常 见 疾 病
休克	心肌梗死、主动脉夹层、肺栓塞
吞咽困难	食道疾病

巩固与练习

1. 下列疼痛部位多在胸骨后的疾病是（　　）

　　A. 心绞痛　　　　　　B. 胸膜炎　　　　　　C. 肋软骨炎

　　D. 食道炎　　　　　　E. 带状疱疹

2. 关于心绞痛疼痛特点描述正确的是（　　）

　　A. 在分散注意力后可减轻　　　B. 呈压榨样疼痛伴窒息感

　　C. 多发生在胸侧部　　　　　　D. 胸壁活动时胸痛加重

　　E. 屏住呼吸时胸痛缓解

3. 主动脉夹层常见的伴随症状是（　　）

　　A. 休克　　　　　　　B. 咳嗽　　　　　　　C. 咳血

　　D. 吞咽困难　　　　　E. 呼吸困难

参考答案

1. D　2. B　3. A

第三节　腹　　痛

【考点重点点拨】

1. 腹痛的病因
2. 腹痛的问诊要点

一、病因

1. 急性腹痛

（1）腹膜炎症　由胃、肠穿孔引起者最常见。

（2）腹腔脏器急性炎症　如急性或慢性胃炎、急性肠炎、急性胰腺炎、急性阑尾炎等。

（3）空腔脏器梗阻或扩张　如肠梗阻、胆石症、胆道蛔虫病、泌尿道结石梗阻等。

（4）脏器扭转或破裂　急性扭转：如肠扭转、卵巢囊肿扭转；急性内脏破裂：如肝脾破裂、异位妊娠破裂等。

（5）腹腔内血管阻塞：缺血性肠病、腹主动脉瘤及门静脉血栓形成等。

（6）胸腔疾病的牵涉痛　如肺炎、心绞痛、急性心肌梗死、急性心包炎、肺梗死、胸膜炎、食管裂孔疝等。

（7）全身性疾病　如尿毒症、铅中毒、荨麻疹、腹型过敏性紫癜等。

2. 慢性腹痛

（1）腹腔脏器慢性炎症　慢性胃炎、慢性胰腺炎、胆道感染、溃疡性结肠炎等。

（2）消化道运动障碍　功能性消化不良、肠易激综合征等。

（3）胃、十二指肠溃疡。

（4）腹腔脏器扭转或梗阻　肠扭转、慢性肠梗阻。

（5）脏器包膜的牵张　肝淤血、肝脓肿等。

（6）中毒与代谢障碍　铅中毒、尿毒症等。

（7）肿瘤压迫及浸润　以恶性肿瘤居多。

二、问诊要点

表1-7　腹痛的问诊要点及其诊断意义

问诊要点	诊　断　意　义
既往史及年龄	①反复发作的节律性上腹痛病史有助于消化性溃疡的诊断 ②胆石症、泌尿道结石史，有助于胆绞痛、肾绞痛的诊断 ③结核性腹膜炎史与腹部手术史有利于腹膜粘连性腹痛的诊断 ④儿童要多考虑肠道蛔虫症及肠套叠 ⑤青壮年以消化性溃疡、阑尾炎多见 ⑥中老年人则应警惕恶性肿瘤的可能

续表

问诊要点	诊 断 意 义
腹痛部位	①胃及十二指肠疾病、急性胰腺炎疼痛多在中上腹部 ②肝、胆疾患疼痛位于右上腹 ③急性阑尾炎早期疼痛在脐周或上腹部，数小时后转移至右下腹 ④小肠绞痛位于脐周 ⑤结肠疾病疼痛多位于下腹或左下腹 ⑥膀胱炎、盆腔炎症及异位妊娠破裂，疼痛在下腹部 ⑦空腔脏器穿孔后引起弥漫性腹膜炎则为全腹痛 ⑧肺炎、心肌梗死等可因病变刺激相应脊髓节段的传入神经纤维出现牵涉性腹痛
腹痛的性质与程度	①消化性溃疡常有慢性、周期性、节律性中上腹隐痛或灼痛，如突然呈剧烈的刀割样、烧灼样持续性疼痛，可能并发急性穿孔；并发幽门梗阻者为胀痛，呕吐后减轻或缓解 ②胆石症、泌尿道结石及肠梗阻的绞痛相当剧烈 ③剑突下钻顶样痛是胆道蛔虫梗阻的特征 ④肝癌疼痛多呈进行性锐痛 ⑤慢性肝炎与淤血性肝肿大（如右心衰竭、缩窄性心包炎）多为持续性胀痛 ⑥肠寄生虫病多呈隐痛或绞痛 ⑦肝、脾破裂，异位妊娠破裂可出现腹部剧烈绞痛或持续性疼痛 ⑧持续性、广泛性剧烈腹痛伴腹肌紧张或板状腹，提示为急性弥漫性腹膜炎
腹痛的因素	①胆囊炎或胆石症发作前常有进食油腻食物史 ②急性胰腺炎发作前则常有暴饮暴食、酗酒史 ③服碱性药缓解者，见于十二指肠溃疡 ④肠炎引起的腹痛常于排便后减轻 ⑤肠梗阻腹痛于呕吐或排气后缓解
腹痛的伴随症状	①伴寒战、高热：提示急性炎症，可见于急性化脓性胆管炎、肝脓肿、腹腔脏器脓肿等 ②伴黄疸：提示肝、胆、胰腺疾病，急性溶血等 ③伴血尿：多见于尿路结石 ④伴休克：常见于急性腹腔内出血、急性胃肠穿孔、急性心肌梗死、中毒性菌痢等 ⑤伴呕吐、腹胀、停止排便排气：提示胃肠梗阻 ⑥伴腹泻：提示为肠道炎症，吸收不良，亦见于慢性胰腺及肝脏疾病 ⑦伴血便：急性者见于急性菌痢、肠套叠、绞窄性肠梗阻、急性出血性坏死性结肠炎、过敏性紫癜等；慢性者可见于慢性菌痢、肠结核、结肠癌等 ⑧伴反酸、嗳气：提示为慢性胃炎或消化性溃疡

巩固与练习

1. 下列属于消化性溃疡腹痛特点的是(　　　)
   A. 呕吐后腹痛缓解　　　　　　B. 多由辛辣刺激性食物诱发
   C. 慢性、周期性、节律性腹痛　D. 老年人多见
   E. 进行性锐痛

2. 下列符合阑尾炎腹痛特点的是(　　　)
   A. 脐周绞痛　　　　　　　　　B. 转移性右下腹痛
   C. 排便后腹痛缓解　　　　　　D. 向左肩部放射
   E. 儿童多见

3. 下列说法不正确的是(　　　)
   A. 肠套叠多见于儿童
   B. 胆道蛔虫梗阻可出现剑突下钻顶样疼痛
   C. 淤血性肝肿大多为持续性绞痛
   D. 尿路结石可伴有血尿
   E. 肠梗阻腹痛呕吐或排气后减轻

参考答案

1. C　　2. B　　3. C

第四节　咳嗽与咳痰

【考点重点点拨】

1. 咳嗽的病因
2. 咳嗽与咯痰的问诊要点

一、病因

1. 呼吸道疾病　吸入刺激性气体、异物、炎症、肿瘤、出血等。

呼吸道感染是最常见原因。

2. 胸膜疾病 如各种原因所致胸膜炎、胸膜间皮瘤、自发性气胸或胸腔穿刺等。

3. 心血管疾病 左心衰竭引起肺淤血或肺水肿、右心或体循环静脉栓子脱落造成肺栓塞，均可引起咳嗽。

4. 神经因素 皮肤受冷刺激或三叉神经分布鼻黏膜及舌咽神经支配的咽峡部黏膜受刺激时，或脑炎、脑膜炎时，均可出现咳嗽。

二、问诊要点

1. 发病年龄

（1）儿童＋呛咳→异物、支气管淋巴结肿大。

（2）青壮年＋长期咳嗽→肺结核、支气管扩张。

（3）中老年男性＋吸烟史＋咳嗽→慢性支气管炎、支气管肺癌、肺气肿。

2. 咳嗽特点

表 1-8 常见疾病的咳嗽特点

咳嗽特点		常 见 疾 病
咳嗽性质	干性咳嗽	咽喉炎、急性支气管炎初期、胸膜炎、支气管异物、肿瘤等
	湿性咳嗽	慢性支气管炎、支气管扩张症、肺炎、肺脓肿和空洞型肺结核等
咳嗽时间与规律	突发性咳嗽	吸入刺激性气体或异物
	阵发性咳嗽	百日咳、支气管内膜结核
	长期慢性咳嗽	慢性支气管炎、支气管扩张症、肺结核、肺脓肿
	夜间咳嗽	左心衰竭、肺结核
咳嗽音色	嘶哑	声带炎、喉炎、喉癌、肿瘤压迫喉返神经
	犬吠样	喉部疾患或气管异物
	阵发性痉咳伴鸡鸣样回声	百日咳
	金属声调	纵隔肿瘤或支气管癌直接压迫气管
	声音低微或无力	极度衰弱或声带麻痹

续表

咳嗽特点		常 见 疾 病
咳痰	黏液性痰	急慢性支气管炎、支气管哮喘、肺炎初期
	浆液性痰	肺淤血、肺水肿
	脓性痰	支气管扩张症、肺脓肿
	血性痰	支气管扩张症、肺结核、支气管肺癌
	铁锈色痰	肺炎链球菌肺炎
	粉红色泡沫样痰	肺水肿
	痰量增多	慢性支气管炎、支气管扩张症、肺脓肿

3. 伴随症状

表1-9　咳嗽的伴随症状及常见疾病

伴随症状	常 见 疾 病
发热	呼吸道感染、胸膜炎、肺炎、肺结核
胸痛	肺炎、胸膜炎、支气管肺癌、气胸
呼吸困难	喉水肿、喉肿瘤、气管异物、支气管哮喘、慢性阻塞性肺病、重症肺炎、肺结核、大量胸腔积液、气胸、肺淤血、肺水肿等
咯血	支气管扩张症、肺结核、支气管肺癌、二尖瓣狭窄

巩固与练习

1. 下列可见咳铁锈色痰的疾病是（　　　）

    A. 肺脓肿　　　　　　　　　　B. 急性左心衰

    C. 肺炎链球菌肺炎　　　　　　D. 急性支气管炎

    E. 支气管扩张症

2. 夜间咳嗽常见于（　　　）

    A. 急性左心衰　　　B. 百日咳　　　　　　C. 喉炎

    D. 慢性支气管炎　　E. 肺癌

3. 下列描述不正确的是（　　　）

    A. 纵隔肿瘤压迫气管可出现金属声调的咳嗽

    B. 百日咳为阵发性痉咳伴鸡鸣样回声

C. 气管异物咳嗽可呈犬吠样

D. 极度衰弱的患者咳嗽声音嘶哑

E. 肿瘤多为干性咳嗽

参考答案

1. C　2. A　3. D

第五节　咯　　血

【考点重点点拨】

1. 咯血的概念

2. 咯血的病因

3. 咯血的问诊要点

4. 咯血与呕血的鉴别

一、概念

指喉部以下呼吸道出血经咳嗽由口腔排出。每日咯血量在 500ml 以上或一次咯血 100~500ml 为大量咯血。

二、病因

1. 气管、支气管疾病　常见于支气管扩张症。

2. 肺部疾病　肺结核是我国最常见的咯血原因。

3. 心血管疾病　常见于二尖瓣狭窄。

4. 其他　血液系统疾病、急性传染性疾病。

三、问诊要点

1. 年龄

（1）儿童　慢性咳嗽伴少量咯血与小细胞低色素性贫血，须注意特发性含铁血黄素沉着症。

（2）青壮年　肺结核、支气管扩张症、二尖瓣狭窄。

（3）中年以上　有长期吸烟史警惕支气管肺癌。

2. 病史　吸烟，粉尘接触，传染病，心、肺、血液系统疾病。

3. 咯血特点

（1）大咯血　多见于空洞型肺结核、支气管扩张症、肺脓肿。

（2）痰中带血　多见于肺结核、支气管肺癌；慢性支气管炎、支原体肺炎也可出现。

（3）铁锈色血痰　见于肺炎链球菌肺炎；也可见于肺吸虫病、肺泡出血。

（4）粉红色泡沫样痰　见于肺水肿。

（5）咯血呈暗红色　多见于二尖瓣狭窄。

（6）黏稠暗红色血痰　见于肺梗死。

4. 伴随症状

表 1 – 10　咯血的伴随症状及常见疾病

伴随症状	常　见　疾　病
发热	呼吸系统感染性疾病
胸痛	肺炎、肺结核、肺梗死、支气管肺癌
脓痰	支气管扩张症、肺脓肿
呛咳	支气管肺癌、支原体肺炎
皮肤黏膜出血	血液系统疾病、流行性出血热、钩端螺旋体病
消瘦	活动性肺结核、支气管肺癌

四、咯血与呕血鉴别

表 1 – 11　咯血与呕血的鉴别

鉴别项目	咯　血	呕　血
病因	肺结核、支气管扩张症、肺癌、心脏病等	消化性溃疡、肝硬化、急性胃黏膜疾病
出血前症状	喉部痒感、胸闷、咳嗽等	上腹部不适、恶心、呕吐

续表

鉴别项目	咯　血	呕　血
出血方式	咯出	呕出
血色	鲜红色	暗红色，有时为鲜红色
血中混有物	痰、泡沫	食物残渣、胃液
酸碱反应	碱性	酸性
黑便	无（如咽下血液时有）	有
出血后痰的性状	常有血痰数日	无痰

巩固与练习

1. 大咯血每日的咯血量是(　　)
   A. 100ml 以上　　　　B. 200 ~ 300ml　　　　C. 500ml 以上
   D. 100 ~ 500ml　　　　E. 800ml 以上

2. 大咯血多见于(　　)
   A. 空洞型肺结核　　　　　　　B. 支气管肺癌
   C. 肺炎链球菌肺炎　　　　　　D. 二尖瓣狭窄
   E. 肺梗死

3. 我国最常见的咯血原因是(　　)
   A. 支气管扩张　　　B. 肺结核　　　　C. 支气管肺癌
   D. 慢性支气管炎　　E. 肺水肿

参考答案

1. C　2. A　3. B

第六节　呼吸困难

【考点重点点拨】

1. 呼吸困难的概念

2. 呼吸困难的病因

3. 呼吸困难的临床表现

4. 呼吸困难的伴随症状

一、概念

主观上感到空气不足，呼吸费力。客观上有呼吸频率、节律和深度的变化。

二、病因

1. 呼吸系统疾病

（1）气道阻塞。

（2）肺脏疾病。

（3）胸廓、胸壁及胸膜腔疾病。

（4）神经肌肉疾病。

（5）膈肌运动障碍。

2. 循环系统疾病

（1）心力衰竭。

（2）肺栓塞。

（3）原发性肺动脉高压。

3. 中毒

（1）代谢性酸中毒　如尿毒症、糖尿病酮症酸中毒。

（2）毒物导致机体缺氧　如一氧化碳中毒。

4. 神经精神因素

（1）重度颅脑疾病　如脑出血、脑外伤、脑肿瘤。

（2）精神疾病　如癔病。

5. 血液系统疾病　如贫血。

三、临床表现

表 1 – 12　呼吸困难的类型及其临床表现

临床类型		临 床 表 现
肺源性呼吸困难	吸气性呼吸困难	①三凹征：胸骨上窝、锁骨上窝、肋间隙在吸气时明显凹陷 ②多见于气道狭窄或阻塞，如大气道的炎症、水肿、肿瘤、异物等
	呼气性呼吸困难	①呼气费力 ②见于慢性气管炎、慢性阻塞性肺气肿、支气管哮喘等
	混合性呼吸困难	①呼气、吸气均困难 ②见于重症肺炎、肺不张、肺纤维化、胸腔积液、气胸等
心源性呼吸困难	劳累性呼吸困难	在体力活动时出现或加重，休息时减轻或缓解
	端坐呼吸	常表现为平卧时加重，端坐位时减轻
	夜间阵发性呼吸困难	①夜间入睡后憋醒，患者被迫坐起喘气和咳嗽，呼吸可有哮鸣声，咯浆液性粉红色泡沫样痰 ②查体两肺底闻及湿啰音，心率增快。此种呼吸困难又称为心源性哮喘 ③常见于高血压性心脏病、冠状动脉粥样硬化性心脏病、风湿性心瓣膜病、心肌炎等
中毒性呼吸困难	库斯莫尔呼吸	①呼吸深大而规则 ②见于代谢性酸中毒
	化学毒物中毒	多表现为呼吸缓慢，严重时出现呼吸节律改变
神经精神性呼吸困难	中枢性呼吸困难	①呼吸深慢，常有呼吸节律变化，如潮式呼吸、抽泣样呼吸等 ②见于重度颅脑疾病
	癔症性呼吸困难	①呼吸浅速 ②可伴有手足抽搐，肢体麻木 ③暗示治疗有效
	神经症呼吸困难	主观感觉空气不足，客观上没有呼吸困难的表现，深呼吸可缓解
血源性呼吸困难		①呼吸、心率加快 ②见于重度贫血

四、问诊要点

1. 发病缓急
2. 诱因

3. 既往史

4. 伴随症状

表 1-13 呼吸困难的伴随症状及常见疾病

伴随症状		常 见 疾 病
发作性呼吸困难伴有哮鸣音、窒息感		支气管哮喘、心源性哮喘、气管异物等
发热		肺炎、肺结核、肺脓肿、胸膜炎、急性心包炎
胸痛		肺炎、胸膜炎、肺梗死、气胸、心肌梗死、肺癌
咳嗽咳痰	铁锈色痰	肺炎链球菌肺炎
	脓痰	支气管扩张症、肺脓肿、慢性支气管炎
	粉红色泡沫痰	急性肺水肿
	血痰	肺结核、支气管扩张症、肺癌
昏迷		脑出血、脑膜炎、肺性脑病、尿毒症、糖尿病酮症酸中毒、急性中毒

巩固与练习

1. 三凹征多见于( )
   A. 支气管哮喘　　　B. 肺炎链球菌肺炎　　　C. 慢性支气管炎
   D. 气管异物　　　E. 肺癌

2. 库斯莫尔呼吸见于( )
   A. 重度颅脑疾病　　　B. 代谢性酸中毒　　　C. 重症贫血
   D. 急性左心衰　　　E. 肺不张

3. 可出现混合型呼吸困难的疾病是( )
   A. 气道异物　　　B. 急性喉炎　　　C. 支气管哮喘
   D. 慢性支气管炎　　　E. 胸腔积液

参考答案

1. D　　2. B　　3. E

第七节　恶心与呕吐

【考点重点点拨】

1. 恶心与呕吐的病因
2. 恶心与呕吐的问诊要点

一、病因

（一）反射性呕吐

1. 消化系统疾病　是最常见的一类病因。

表 1-14　消化系统疾病的呕吐特点

类型	常见疾病	呕吐特点
胃源性呕吐	胃炎、急性食物中毒、消化性溃疡、胃肿瘤、幽门梗阻等	常与进食有关，常伴恶心先兆，吐后感觉轻松
肠源性呕吐	急性肠炎、急性阑尾炎、肠梗阻等	肠梗阻伴腹痛、停止排便排气
肝、胆、胰与腹膜疾病	肝炎、胆囊炎、胆石症、胆道蛔虫、急性胰腺炎、急性腹膜炎等	有恶心先兆，呕吐后不觉轻松

2. 呼吸系统疾病　如百日咳、急慢性支气管炎、支气管扩张、肺炎等刺激支气管或胸膜引起呕吐。

3. 心血管疾病　如急性心肌梗死、充血性心力衰竭、急性心包炎等。

4. 泌尿生殖系统疾病　如泌尿系结石、急性肾炎、急性盆腔炎等。

5. 其他　如青光眼、令人嫌恶的景象与气味。

（二）中枢性呕吐

1. 中枢神经系统疾病　中枢性呕吐特点呈喷射状，常无恶心先兆，吐后不感轻松。

（1）脑血管疾病　如高血压脑病、脑梗死、脑出血等。

（2）感染 如脑炎、脑膜炎等。

（3）颅脑外伤 如脑震荡、脑挫伤、颅内血肿等。

（4）其他 如偏头痛、癫痫等。

2. 全身疾病

（1）感染。

（2）内分泌与代谢紊乱 如早孕反应等。

（3）其他 如休克、缺氧、中暑等。

3. 药物反应与中毒

（三）前庭障碍性呕吐

见于迷路炎、梅尼埃病、晕动病。

（四）神经性呕吐

见于胃神经症、癔症等。

二、问诊要点

表 1–15 恶心与呕吐的问诊要点及诊断意义

问诊要点	诊 断 意 义
呕吐与进食的关系	①进食后出现的呕吐多见于胃源性呕吐 ②餐后骤起而集体发病，见于急性食物中毒
呕吐发生时间	①育龄女性发生晨间呕吐要考虑早孕反应 ②服药后发生应考虑药物反应 ③乘坐飞机、车、船时发生常提示晕动病
呕吐特点	①有恶心先兆、呕吐后感轻松者多见于胃源性呕吐 ②喷射状呕吐多见于颅内高压
呕吐物性质	①呕吐物呈咖啡色见于上消化道出血 ②呕吐隔餐或隔日食物见于幽门梗阻 ③呕吐物含胆汁多见于十二指肠或空肠梗阻 ④呕吐物有粪臭者提示低位肠梗阻 ⑤呕吐物中有蛔虫者见于胆道蛔虫、肠道蛔虫

三、伴随症状

表 1-16　恶心呕吐的伴随症状及常见疾病

伴随症状	常见疾病
发热	全身或中枢神经系统感染、急性细菌性食物中毒
剧烈头痛	颅内高压、偏头痛、青光眼
眩晕及眼球震颤	前庭器官疾病
腹泻	急性胃肠炎、急性中毒等
腹痛	急性胰腺炎、急性阑尾炎等
黄疸	急性肝炎、胆道梗阻
贫血、水肿、蛋白尿	肾功能不全

巩固与练习

1. 呕吐呈喷射性，常无恶心征兆，吐后不轻松，考虑是(　　)
   A. 消化系统疾病　　　　　　　B. 中枢性呕吐
   C. 神经性呕吐　　　　　　　　D. 前庭障碍性呕吐
   E. 呼吸系统疾病

2. 问诊呕吐物性质为隔夜宿食多见于(　　)
   A. 上消化道出血　　B. 胆道蛔虫病　　　　C. 幽门梗阻
   D. 高血压脑病　　　E. 脑炎脑膜炎

3. 呕吐物有粪臭味多见于(　　)
   A. 上消化道出血　　B. 低位肠梗阻　　　　C. 急性食物中毒
   D. 幽门梗阻　　　　E. 胃源性呕吐

参考答案

1. B　2. C　3. B

第八节　呕血与黑便

【考点重点点拨】

1. 呕血与黑便的概念
2. 呕血与黑便的病因
3. 呕血与黑便的问诊要点

一、概念

1. 呕血　是上消化道疾病（指屈氏韧带以上的消化器官）或全身性疾病所致的急性上消化道出血，血液经口腔呕出。

2. 黑便　呕血时部分血液经肠道排出，血红蛋白中的铁与肠内硫化物结合成硫化铁而表现为黑便，又称柏油样便。

二、病因

1. 食管疾病　如食管与胃底静脉曲张破裂、食管炎、食管癌、食管异物等。

2. 胃及十二指肠疾病

（1）上消化道出血　最常见的原因是消化性溃疡。

（2）非甾体类消炎药及应激所致的急性胃黏膜病变出血也较常见。

（3）其他病因　有胃肿瘤及急慢性胃炎等。

3. 肝、胆、胰腺疾病　肝硬化门静脉高压引起的食管及胃底静脉曲张破裂是引起上消化道大出血的常见病因。

4. 全身性疾病　全身性疾病包括血液疾病、急性传染病等。

其中前三位的病因是消化性溃疡、食管及胃底静脉曲张破裂、急性胃黏膜病变。

三、问诊要点

1. 诱因 如饮食不节、饮酒及服用某些药物、严重创伤等。

2. 既往病史 有无消化性溃疡、肝炎、肝硬化及长期服药史。

3. 伴随症状

表 1-17 呕血与黑便的伴随症状及常见疾病

伴 随 症 状	常 见 疾 病
慢性、周期性、节律性上腹痛	消化性溃疡
蜘蛛痣、肝掌、黄疸、腹壁静脉曲张、腹水、脾肿大	肝硬化门静脉高压
皮肤黏膜出血	血液病、急性传染病
右上腹痛、黄疸、寒战及高热	急性梗阻性化脓性胆管炎
无规律性上腹痛及消瘦、贫血	胃癌

巩固与练习

1. 呕血与黑便的病因不包括( )

    A. 食道–胃底静脉曲张破裂   B. 上消化道出血

    C. 非甾体消炎药物   D. 肝胆系统疾病

    E. 梅尼埃病

2. 肝硬化门静脉高压，除呕血、黑便外的伴随症状不包括( )

    A. 蜘蛛痣   B. 黄疸   C. 高血压

    D. 腹壁静脉曲张   E. 腹水

3. 慢性、周期性、节律性上腹痛多见于( )

    A. 肝硬化门静脉高压   B. 消化性溃疡

    C. 血液病   D. 急性梗阻化脓性胆管炎

    E. 胃癌

参考答案

1. E   2. C   3. B

第九节　黄　疸

【考点重点点拨】

1. 黄疸的概念
2. 各型黄疸的病因、临床表现及实验室检查特点

一、概念

1. 黄疸　血清总胆红素浓度升高致皮肤、黏膜、巩膜黄染。

（1）隐性黄疸　总胆红素在 17.1～34.2μmol/L，虽然浓度升高，但无黄疸出现。

（2）显性黄疸　总胆红素浓度超过 34.2μmol/L，则可出现皮肤、黏膜、巩膜黄染。

2. 临床上黄疸一般分为溶血性、肝细胞性、胆汁淤积性 3 种类型。

二、临床特点

表1-18　各型黄疸的病因、临床表现及实验室检查特点

临床类型	病　因	临　床　表　现	实验室检查
溶血性黄疸	①先天性溶血性贫血：如遗传性球形红细胞增多症、蚕豆病等 ②后天获得性溶血性贫血：自身免疫性溶血性贫血；同种免疫性溶血性贫血，如误输异型血、新生儿溶血；非免疫性溶血性贫血，如败血症、阵发性睡眠性血红蛋白尿等	①急性溶血时，起病急骤，出现寒战、高热、头痛、腰痛、呕吐，严重者出现周围循环衰竭及急性肾功能衰竭 ②慢性溶血主要表现为先天性或家族性，常有贫血、黄疸、脾肿大三大特征	①血清总胆红素增多，以非结合胆红素为主，结合胆红素一般正常 ②尿胆原增多，尿胆红素阴性 ③贫血、网织红细胞增多

续表

临床类型	病　因	临　床　表　现	实验室检查
肝细胞性黄疸	病毒性肝炎、中毒性肝炎、肝硬化、肝癌、钩端螺旋体病、败血症、伤寒等	黄疸呈浅黄至深黄。有乏力、食欲下降、恶心呕吐、出血及肝脾肿大等	①血清结合及非结合胆红素均增多 ②尿中尿胆原通常增多，尿胆红素阳性 ③大便颜色通常改变不明显 ④有转氨酶升高等肝功能受损的表现
胆汁淤积性黄疸	胆道机械性梗阻及胆汁排泄障碍均可致病	①肝外梗阻性黄疸：如胆道结石、胆管癌、胰头癌、胆道蛔虫等 ②肝内胆汁淤积：如毛细胆管型病毒性肝炎、药物性胆汁淤积、肝内胆管结石等：黄疸深而色泽暗，甚至呈黄绿色或褐绿色；皮肤瘙痒及心动过缓；可伴有寒战、发热、右上腹痛等胆道梗阻症状	①血清结合胆红素明显增多 ②尿胆原减少或阴性，尿胆红素阳性 ③大便颜色变浅 ④血清碱性磷酸酶增高

巩固与练习

1. 隐性黄疸的总胆红素值范围为(　　　)
   A. 17.1~34.2umol/L
   B. 34~47umol/L
   C. 37~46umol/L
   D. >46umol/L
   E. >34.2umol/L

2. 溶血性黄疸常见病因不包括(　　　)
   A. 蚕豆病
   B. 自身免疫性溶血性贫血
   C. 新生儿溶血症
   D. 阵发性睡眠性血红蛋白尿
   E. 伤寒

3. 肝细胞性黄疸实验室检查不包括(　　　)
   A. 血清结合及非结合胆红素均增多
   B. 尿胆原增多，尿胆红素阳性
   C. 血清结合胆红素增多

D. 转氨酶升高

E. 大便颜色改变不明显

参考答案

1. A　2. E　3. C

第十节　抽　搐

【考点重点点拨】

1. 抽搐的病因

2. 抽搐的问诊要点

一、病因

（一）颅脑疾病

1. 感染性　脑炎、脑膜炎、脑脓肿、脑寄生虫等。

2. 非感染性

（1）颅脑外伤。

（2）脑肿瘤。

（3）脑血管疾病。

（4）癫痫。

（5）先天性异常　如脑积水。

（6）变性疾病　如结节性硬化、多发硬化等。

（二）全身性疾病

1. 感染性　如中毒性肺炎、中毒性痢疾、败血症、狂犬病、破伤风、小儿高热惊厥等。

2. 非感染性

（1）中毒

①外源性　酒精、苯、铅、砷、有机磷、山梗菜碱、尼可刹米、阿

托品。

②内源性 尿毒症、肝性脑病等。

（2）代谢障碍 如低血糖、低血钙等。

（3）心肺疾病 如阿－斯综合征、肺性脑病等。

（4）癔症性抽搐。

（5）其他 如系统性红斑狼疮、中暑、窒息、触电等。

二、问诊要点

1. 发病年龄

2. 发作情况 有无诱因、先兆、意识丧失、二便失禁，发作时肢体抽动次序及分布。

3. 既往史

（1）有无反复发作史。

（2）出生史。

（3）发育史。

（4）颅脑疾病史。

（5）用药史。

（6）全身性疾病史。

4. 伴随症状

表 1-19　抽搐的伴随症状及常见疾病

伴随症状	常 见 疾 病
发热	感染性疾病
高血压	高血压脑病、妊娠高血压综合征、颅内高压等
脑膜刺激征	脑膜炎、蛛网膜下腔出血等
意识丧失、二便失禁	癫痫大发作
肢体偏瘫	脑血管病、颅内占位性病变

巩固与练习

1. 抽搐伴发热多见于(　　)

A. 感染性疾病 　　　B. 颅内占位 　　　C. 高血压脑病

D. 脑积水　　　　　E. 阿－斯综合征

2. 抽搐伴脑膜刺激征多见于(　　)

　　A. 脑膜炎　　　　　B. 重症肺炎　　　　C. 低血糖

　　D. 肝性脑病　　　　E. 高血压脑病

3. 抽搐伴意识丧失、二便失禁多见于(　　)

　　A. 癫痫大发作　　　B. 感染性疾病　　　C. 高血压脑病

　　D. 颅内占位病变　　E. 蛛网膜下腔出血

参考答案

1. A　2. A　3. A

第十一节　意识障碍

【考点重点点拨】

1. 意识障碍的病因

2. 嗜睡、昏睡、昏迷、意识模糊、谵妄的临床表现

3. 意识障碍的伴随症状

一、病因

（一）颅脑疾病

1. 感染性　脑炎、脑膜炎、脑脓肿、脑寄生虫等。

2. 非感染性

（1）颅脑外伤。

（2）脑肿瘤。

（3）脑血管疾病。

（4）癫痫。

（二）全身性疾病

1. 感染性　如中毒性肺炎、中毒性痢疾、败血症、重症肝炎、小

儿高热惊厥等。

2. 非感染性

（1）心血管疾病　如阿－斯综合征、休克等。

（2）内分泌、代谢障碍　如低血糖、糖尿病昏迷、甲状腺危象、尿毒症、肝性脑病、肺性脑病以及严重的水、电解质及酸碱平衡紊乱等。

（3）中毒　有机磷、安眠药、酒精、一氧化碳等。

（4）物理性损伤　中暑、触电等。

二、临床表现

表 1 - 20　意识障碍类型及临床表现

意识障碍类型		临　床　表　现
嗜睡		最轻的意识障碍，病理性持续睡眠状态。轻刺激即可唤醒，醒后可回答简单问题或做一些简单动作，反应迟钝。刺激停止后迅速入睡
昏睡		几乎不省人事状态，强刺激才可唤醒，不能回答问题或答非所问，迅速再次入睡
昏迷	浅昏迷	意识大部分丧失，不能被唤醒。对疼痛刺激有反应。角膜反射、对光反射、吞咽反射、眼球运动存在
	深昏迷	意识全部丧失，不能被唤醒。对疼痛等刺激均无反应。角膜反射、对光反射、吞咽反射、眼球运动消失。全身肌肉松弛
意识模糊		有简单的精神活动，但定向力有障碍，表现为对时间、空间、人物失去正确判断
谵妄		以兴奋性增高为主的急性高级神经中枢活动失调状态。表现为意识模糊、定向力障碍，伴错觉、幻觉、躁动不安、谵语

三、问诊要点

1. 发病情况

（1）突然出现多为中毒、外伤、急性感染、急性脑血管病。

（2）缓慢出现多为肺性脑病、肝性脑病、尿毒症等。

2. 有无诱因　如中毒、外伤、中暑、传染病接触史。

3. 既往史　如高血压、肺源性心脏病、肝硬化、慢性肾炎、糖尿病、癫痫等病史。

4. 伴随症状

表 1-21 意识障碍的伴随症状及常见疾病

伴随症状		常 见 疾 病
发热	先发热后出现意识障碍	感染性疾病
	先意识障碍后发热	体温调节中枢异常
呼吸深大		尿毒症、糖尿病酮症酸中毒等
呼吸缓慢		吗啡或巴比妥类药物中毒、颅内高压等
瞳孔缩小		阿片类药物、巴比妥类药物、有机磷中毒
瞳孔散大		酒精中毒、癫痫、低血糖昏迷等
伴脑膜刺激征		脑膜炎、蛛网膜下腔出血等
高血压		急性脑血管病、高血压脑病、颅内高压等

巩固与练习

1. 意识障碍临床分型中深浅反射均消失、疼痛刺激无反应的为（ ）

    A. 嗜睡 　　　　B. 昏睡 　　　　C. 谵妄

    D. 深昏迷 　　　E. 浅昏迷

2. 意识障碍伴双侧瞳孔缩小多考虑（ ）

    A. 阿片类、巴比妥类药物过量

    B. 感染性疾病

    C. 肝性脑病

    D. 低血糖昏迷

    E. 酒精中毒

3. 轻刺激可唤醒，醒后可回答简单问题或做一些简单动作，刺激停止后迅速入睡的为（ ）

    A. 昏睡 　　　　B. 嗜睡 　　　　C. 浅昏迷

    D. 深昏迷 　　　E. 谵妄

参考答案

1. D 　2. A 　3. B

第二章 问 诊

问诊的内容

表 2-1 问诊内容

项目名称	具 体 内 容		备 注
一般项目	姓名，性别，年龄，籍贯，民族，婚姻，住址，工作单位，职业，入院日期，记录日期，病史陈述者，可靠性		病史陈述者不是患者本人，需要注明其与患者的关系
主诉	本次就诊最主要的原因及持续时间，即患者感受最主要的痛苦或最明显的症状或体征。如"咳嗽反复发作5年，加重4天"		一般代表诊断疾病的主要症状
现病史	起病情况与患病时间	可能的原因或诱因、起病急缓、当时表现等	
	主要症状特点	发生的部位、性质、程度、持续时间、缓解或加重的因素等	诊断与鉴别诊断的主要依据
	伴随症状		鉴别诊断的重要依据
	病情发展与演变		
	诊治经过	已经接受过的诊断和治疗	记录对诊断和治疗有价值的内容即可
	一般情况	精神、体力状态，食欲、食量变化，睡眠，大小便等	
既往史	患者以往的健康情况和曾经患过的疾病、外伤手术、预防接种史、过敏史、传染病史、地方病史等		
系统回顾	避免遗漏，每个系统询问2~4个症状		
个人史	社会经历、出生地、居住地和居留时间、受教育程度、经济生活、业余爱好等		注意是否有在传染病疫源地或地方病流行区居住经历
	职业和工作条件、污染物及工业毒物接触情况等		
	习惯与嗜好		烟酒摄入量，异食癖，使用麻醉药或毒品等
	冶游史及性病史		

续表

项目名称		具 体 内 容	备 注
婚姻史		婚姻情况、配偶健康情况、夫妻关系等	
月经史和生育史	月经史	初潮年龄，月经周期，经期天数，经血的量和颜色，经期症状，有无痛经与白带，末次月经日期，闭经日期，绝经年龄	记录格式： 月经初潮年龄 $\dfrac{每次行经天数}{经期间隔天数}$ 闭经年龄或末次月经时间
	生育史	妊娠与生育次数和年龄，人工或自然流产的次数，有无死产、剖宫产、产褥热、计划生育等	
家族史		父母、子女、兄弟姐妹健康情况，有无遗传相关疾病	

第三章　检体诊断

第一节　基本检查法

【考点重点点拨】

1. 常用触诊方法及应用范围
2. 叩诊音的特点及正常部位
3. 常见异常呼吸气味的临床意义

一、视诊

医师视觉→观察患者全身或局部表现。

表 3 – 1　常用视诊方法及应用范围

视诊方法	应用范围	视诊内容
全身视诊	观察全身状态	①发育与营养 ②意识状态 ③面容与表情 ④体位与步态
局部视诊	观察局部体征	①皮肤黏膜 ②头部与颈部 ③胸部与腹部

二、触诊

1. 概念　指医师手的感觉→判断脏器与组织物理特征。腹部触诊最重要。

表 3-2　常用触诊方法及应用范围

触诊方法	应　用　范　围
浅部触诊法	①体表浅在病变 ②腹部有无压痛、抵抗、搏动、包块和肿大脏器
深部触诊法	用于腹腔内脏器和病变的检查
深部滑行触诊法	腹腔深部包块和胃肠病变
双手触诊法	肝、脾、肾和腹腔肿物
深压触诊法	确定腹腔压痛点
冲击触诊法	大量腹水患者触肝、脾、包块

2. 注意事项

（1）患者仰卧位，腹式呼吸。

（2）医师站在患者右侧，动作由浅至深。

（3）触诊顺序　左下腹开始→逆时针→最后腹中部。

（4）检查下腹部嘱患者先排尿。

三、叩诊

用手叩击体表→根据音响特点→判断脏器有无病变。多用于胸、腹部。

表 3-3　常用叩诊方法及应用范围

名称	叩　诊　方　法		应　用　范　围
直接叩诊法	右手中间三手指并拢，用其掌面直接拍击被检查部位		胸、腹部广泛病变，如气胸、大量胸腔积液、腹腔积液
间接叩诊法	右手中指指端→叩击左手中指第二指骨前端		是胸部、腹部叩诊的常用方法，如肺界、心界、肝界、腹腔积液等
	注意事项	①叩击方向与叩诊部位的体表垂直 ②腕关节和指掌关节活动，避免肘关节及肩关节参加运动 ③动作短促、灵活、有弹性 ④一个部位连续叩击 2~3 下→暂停→再连续叩击 2~3 下	

表3-4　常见叩诊音的特点、正常部位及临床意义

叩诊音	特　点	正　常　部　位	临　床　意　义
清音	音调低、音响强、持续时间长	正常肺组织	
过清音	音调更低、音响更强、持续时间更长		肺气肿
鼓音	音调高、音响强、持续时间较长	胃泡区及腹部	肺空洞、气胸、气腹
浊音	音调较高、音响较弱、持续时间较短	被肺覆盖的心脏或肝脏	肺含气量减少，如肺炎
实音	音调更高、音响更弱、持续时间更短	实质脏器，如心脏、肝脏	大量胸腔积液

四、听诊

医生直接用耳或听诊器→听取身体各部运动时发出的声音。心、肺听诊最重要。

表3-5　常用听诊方法、应用范围及注意事项

名称	听诊方法	应　用　范　围	注　意　事　项
直接听诊法	直接用耳	某些特殊或紧急情况下采用	①环境安静、温度适宜
间接听诊法	用听诊器	应用范围广范。①钟型体件适用于低调声音听诊②膜型体件适用于高调声音听诊	②选择适当体位③切忌隔衣听诊④听诊注意力集中

五、嗅诊

医师嗅觉→判断异常气味与疾病之间关系。

表3-6　常见异常呼吸气味及相关临床意义

异常呼吸气味	临　床　意　义	嗅呼气的方法
刺激性蒜味	有机磷农药中毒	用手将患者散发的气味扇向自己的鼻部
烂苹果味	糖尿病酮症酸中毒	
氨味	尿毒症	
腥臭味	肝昏迷	

巩固与练习

1. 确定腹部压痛点采用的方法是（　　）

    A. 浅部触诊法　　　　B. 深部滑行触诊法　　C. 双手触诊法

    D. 深压触诊法　　　　E. 冲击触诊法

2. 腹水患者触诊肝脏采用的方法是（　　）

    A. 浅部触诊法　　　　B. 深部滑行触诊法　　C. 双手触诊法

    D. 深压触诊法　　　　E. 冲击触诊法

3. 下列不属于正常人体基本叩诊音的是（　　）

    A. 清音　　　　　　　B. 鼓音　　　　　　　C. 过清音

    D. 浊音　　　　　　　E. 实音

4. 叩诊被少量含气组织覆盖的实质脏器时出现的叩诊音是（　　）

    A. 实音　　　　　　　B. 浊音　　　　　　　C. 鼓音

    D. 过清音　　　　　　E. 清音

5. 嗅诊呼气味呈烂苹果味的疾病是（　　）

    A. 糖尿病酮症酸中毒　　　　　B. 尿毒症

    C. 有机磷农药中毒　　　　　　D. 肝昏迷

    E. 氰化物中毒

参考答案

1. D　2. E　3. C　4. B　5. A

第二节　全身状态检查

【考点重点点拨】

1. 体温测量的方法、正常值

2. 脉搏检查法、脉率的正常值及变异的临床意义

3. 血压的测量方法、正常值及变异的临床意义

4. 发育与体型的确定及临床意义

5. 营养状态的分级及常见营养异常的原因

6. 意识状态检查法及常见意识障碍类型

7. 常见异常面容的特点及临床意义

8. 常见异常体位的特点及临床意义

9. 常见异常步态的特点及临床意义

一、体温（T）

表 3-7　常用体温测量方法及正常范围

测量方法	正常范围	适用情况
腋测法（10 分钟）	36.0℃ ~37.0℃	最常用，安全简便，不易交叉感染
口测法（5 分钟）	36.3℃ ~37.2℃	不能用于神志不清者及婴幼儿
肛测法（5 分钟）	36.5℃ ~37.7℃	多用于神志不清者及婴幼儿

表 3-8　体温异常的判断标准及临床意义

体温异常	判断标准	临床意义
体温升高	①低热：37.5℃ ~38.0℃ ②中等度热：38.1℃ ~39.0℃ ③高热：39.1℃ ~41.0℃ ④超高热：>41.0℃	①感染性发热 ②非感染性发热
体温降低	体温低于正常	休克、甲状腺功能减退症、严重营养不良

二、呼吸（R）

见本章第八节。

三、脉搏（P）

表 3-9　脉率的正常范围及异常改变

脉率	判断标准	临床意义
正常范围	①成人 60 ~100 次/分钟 ②3 岁以下幼儿 >100 次/分钟 ③新生儿 140 次/分钟	

续表

脉率	判 断 标 准		临 床 意 义
异常改变	窦性心动过速	①成人 >100 次/分钟 ②3 岁以下 >150 次/分钟	①发热、疼痛、贫血、甲状腺功能亢进症 ②心衰、休克、心肌炎 ③使用阿托品、肾上腺素
	窦性心动过缓	成人 <60 次/分钟	①颅内高压 ②甲状腺功能减退症、伤寒 ③使用 β 受体阻滞剂

表 3-10　常见脉律异常的特点及临床意义

异常脉律	脉 搏 特 点	临 床 意 义
窦性心律不齐	吸气时加快，呼气时减慢	正常儿童、青少年
脉律不齐	快慢不一或有间歇	过早搏动
脉律绝对不齐	快慢、强弱不一，脉搏短绌	心房颤动

表 3-11　脉搏强度及动脉壁弹性改变的临床意义

触诊内容	异常改变	表 现 特 点	临 床 意 义
强弱	洪脉	脉搏强大	脉压增大
	细脉	脉搏细弱	脉压减小
动脉壁弹性	正常动脉	柔软光滑有弹性	正常人
	动脉硬化	管壁僵硬，迂曲条索状	动脉硬化

注：①脉压增大：见于主动脉瓣关闭不全、高热、贫血、甲状腺功能亢进症等；②脉压减小：见于心衰、休克、主动脉瓣狭窄等。

四、血压（BP）

1. 测量方法

表 3-12　血压的测量方法及注意事项

名称	测量方法	应 用 范 围	注 意 事 项
直接测量法	动脉插管，末端接监护测压系统	适用于重症和大手术者	属有创方式
间接测量法	袖带加压法，常用汞柱式血压计	临床广泛应用	①测量前至少休息 5 分钟 ②测量前 30 分钟内禁烟 ③连续测 2~3 次，取平均值

间接测量法操作规程如下。

①上肢裸露伸直，外展45°。

②肘部置于心脏同一水平。

③袖带缚于上臂，距肘窝2~3cm。

④听诊器体件置于肘窝肱动脉搏动处。

⑤向袖带内打气，待动脉音消失，再将汞柱升高20~30mmHg。

⑥缓慢放气，听到第一个声音时为收缩压。

⑦继续放气，声音消失为舒张压。

⑧血压记录方法：收缩压/舒张压 mmHg。

2. 血压标准 根据2010年《中国高血压防治指南》制定标准。

表3-13 血压水平的定义和分类

类 别	收缩压（mmHg）	舒张压（mmHg）
正常血压	<120	<80
正常高值	120~139	80~89
高血压	≥140	≥90
1级高血压（轻度）	140~159	90~99
2级高血压（中度）	160~179	100~109
3级高血压（重度）	≥180	≥110
单纯收缩期高血压	≥140	<90

注：成人血压正常范围：①收缩压90~139mmHg；②舒张压60~89mmHg；③脉压30~40mmHg。

3. 血压异常的临床意义

表3-14 血压异常的确定和临床意义

类 别	血压异常（mmHg）	临床意义
高血压	≥140/90	①原发性高血压 ②继发性高血压
低血压	<90/60	①休克、心衰 ②急性心肌梗死
脉压大	>40	①主动脉瓣关闭不全 ②高热、贫血、甲状腺功能亢进症
脉压小	<30	①主动脉瓣狭窄 ②休克、心衰

五、发育与体型

1. 常见体型的表现特点及临床意义

表3-15　常见体型的表现特点及临床意义

体　型	表　现　特　点	临　床　意　义
匀称型	身体各部结构匀称，腹上角90°	多数正常成人
瘦长型	体高肌瘦，颈细长，腹上角<90°	慢性消耗性疾病
矮胖型	体格粗壮，颈粗短，腹上角>90°	高血压病

注：成人发育正常的指标如下：①胸围等于身高的一半。②双上肢展开的长度等于身高。③坐高等于下肢的长度。④上半身与下半身长度相等。

2. 病态发育的临床意义

表3-16　常见病态发育表现特点及临床意义

病态发育	表　现　特　点	临　床　意　义
脑垂体前叶功能亢进	体格异常高大	巨人症、肢端肥大症
脑垂体前叶功能减退	体格异常矮小	垂体性侏儒症
甲状腺功能亢进	体格发育超过正常	甲状腺功能亢进症
甲状腺功能减退	体格矮小伴智力低下	呆小病

六、营养状态

表3-17　营养状态的分级及衡量标准

营养状态	类　别	判　断　标　准	临　床　应　用
分级	良好	①黏膜红润、皮肤光泽、弹性良好 ②皮下脂肪丰满而有弹性，肌肉结实 ③指甲、毛发润泽 ④肋间隙及锁骨上窝深浅适中	正常人
	不良	①皮肤黏膜干燥、弹性降低 ②皮下脂肪菲薄，肌肉松弛无力 ③指甲粗糙无光泽、毛发稀疏 ④肋间隙及锁骨上窝凹陷	消瘦
	中等	介于良好和不良之间	正常人

续表

营养状态	类别	判 断 标 准	临 床 应 用
衡量标准	标准体重（kg）	①身高 cm - 105 ②（身高 cm - 100）× 0.95（男性）或 0.9（女性）	正常范围：标准体重 ± 10%
	体重指数（BMI）	体重（kg）/身高^2（m^2）	正常范围：18.5 ~ 24

表 3 - 18　常见营养异常的判断标准及临床意义

营养异常		判 断 标 准	临 床 意 义
营养不良	消瘦	①低于标准体重 10% ~ 20% ②BMI < 18.5	①营养摄入不足 ②消耗增多
	明显消瘦	低于标准体重 20% 以上	
营养过剩	超重	①超过标准体重 10% ~ 20% ②BMI > 24	①单纯性肥胖 ②继发性肥胖
	肥胖	①超过标准体重 20% 以上 ②BMI：男性 > 27，女性 > 25	

七、意识状态

1. **意识**　人对周围环境和自身状态的识别和觉察能力。

2. **意识障碍**　人对周围环境和自身状态的识别和觉察能力出现障碍。常见的意识障碍类型有：嗜睡、意识模糊、谵妄、昏睡、昏迷。

八、面容与表情

表 3 - 19　常见典型面容改变的特点及临床意义

常见典型面容	表 现 特 点	临 床 意 义
急性病容	表情痛苦，面色潮红，鼻翼扇动	急性发热性疾病
慢性病容	面色晦暗，面容憔悴，目光暗淡	慢性消耗性疾病
二尖瓣面容	面色晦暗，口唇发绀，双颊暗红	风心病二尖瓣狭窄

续表

常见典型面容	表现特点	临床意义
甲状腺功能亢进症面容	眼裂增宽，眼球突出，兴奋不安，烦躁易怒	甲状腺功能亢进症
黏液性水肿面容	睑厚面宽，颜面浮肿，反应迟钝，目光呆滞	甲状腺功能减退症
肢端肥大症面容	头大脸长，下颌增大，耳鼻增大，唇舌肥厚	肢端肥大症
伤寒面容	反应迟钝，表情淡漠，无欲状态	肠伤寒
苦笑面容	面肌痉挛，牙关紧闭，呈苦笑状	破伤风
满月面容	面如满月，痤疮小须，皮肤发红	库欣综合征
面具面容	面无表情，面部呆板，犹如面具	震颤麻痹

九、体位

表 3-20 常见体位的特点及临床意义

常见体位	表现特点	临床意义
自主体位	身体活动自如，不受限制	正常人、轻病、疾病早期
被动体位	患者不能自己调整或变换身体的位置	极度衰竭、意识丧失
强迫体位	为减轻痛苦被迫采取某种特殊体位	见于相应疾病患者

表 3-21 常见强迫体位的特点及临床意义

强迫体位	表现特点	临床意义
强迫坐位	坐于床沿，两手扶膝，端坐呼吸	心、肺功能不全
强迫侧卧位	患侧卧位	一侧胸膜炎和大量胸腔积液
强迫仰卧位	仰卧，双腿屈曲	急性腹膜炎
强迫俯卧位	俯卧位	脊柱疾病
强迫停立位	被迫停立，手抚心前区	心绞痛发作
强迫蹲位	被迫停止活动，蹲踞位	发绀型先心病
角弓反张位	头后仰，胸腹前凸，躯干呈弓形	破伤风、小儿脑膜炎
辗转体位	辗转反侧，坐卧不安	胆石症、肾绞痛

十、步态

表 3 – 22　常见典型异常步态的特点及临床意义

典型步态	表 现 特 点	临 床 意 义
醉酒步态	步态紊乱，重心不稳，如醉酒状	小脑疾病、巴比妥中毒
蹒跚步态	左右摇摆，犹如鸭行	佝偻病、大骨节病
偏瘫步态	僵硬画弧，走路拖足	脑血管病后遗症
共济失调步态	高抬腿，大跨距，踏地作响，双目下视	脊髓病变
慌张步态	身体前倾，小步急速趋行，难以止步	震颤麻痹
剪刀步态	移步时下肢内收，两腿交叉呈剪刀状	脑性瘫痪
间歇性跛行	下肢突发酸痛，休息后继续行走	高血压、动脉硬化
跨阈步态	患足下垂，抬高下肢方起步	腓总神经麻痹

巩固与练习

1. 脉律绝对不齐最常见的疾病是(　　　)

　　A. 过早博动　　　　　B. 窦性心律不齐　　　C. 房颤

　　D. 心功能不全　　　　E. 高热

2. 右侧大量胸腔积液患者多采取的体位是(　　　)

　　A. 翻动体位　　　　　B. 强迫蹲位　　　　　C. 左侧卧位

　　D. 强迫坐位　　　　　E. 右侧卧位

3. 某中年人测其血压为 170/105mmHg，此人的血压是(　　　)

　　A. 1 级高血压　　　　B. 2 级高血压　　　　C. 3 级高血压

　　D. 单纯收缩期高血压　　　　E. 正常血压

4. 表现为两颊暗红、口唇发绀的面容是(　　　)

　　A. 肾病面容　　　　　B. 满月面容　　　　　C. 急性病容

　　D. 肢端肥大症面容　　E. 二尖瓣面容

5. 出现慌张步态的疾病是(　　　)

A. 震颤麻痹　　　　B. 小脑疾病　　　　C. 佝偻病
D. 高血压病　　　　E. 脑血管病

 参考答案

1. C　2. E　3. B　4. E　5. A

第三节　皮肤检查

【考点重点点拨】

1. 皮肤颜色、湿度、弹性异常改变的临床意义
2. 皮疹、出血点与紫癜、蜘蛛痣、水肿、皮下气肿、皮下结节的检查法及临床意义

一、颜色

表 3 - 23　常见皮肤颜色异常的发生机制及临床意义

异常肤色	发 生 机 制	临 床 意 义
苍白	红细胞减少	各种贫血
	血管痉挛	寒冷、惊恐
	充盈不足	休克、虚脱
发红	红细胞增多	真性红细胞增多症
	血管扩张	阿托品中毒、一氧化碳中毒
	血流加速	发热性疾病
发绀	还原血红蛋白 > 50g/L	心肺疾病
	异常血红蛋白衍生物	高铁血红蛋白血症、硫化血红蛋白血症
黄染	黄疸：总胆红素 > 34.2μmol/L	肝细胞损害、胆道疾病、溶血性贫血
	胡萝卜素 > 2.5g/L	过食胡萝卜、南瓜
	长期服黄色药物	阿的平、呋喃类药物

续表

异常肤色	发生机制	临床意义	
色素沉着	表皮基底层黑色素增多	全身性：慢性肾上腺皮质功能减退症	
		局限性：妊娠斑、老年斑	
色素脱失	酪氨酸酶缺乏	全身性：白化症（遗传性疾病）	
		局限性：白癜风、黏膜白斑（癌前病变）	

二、湿度

表3-24　常见皮肤湿度异常的临床意义

湿度异常	表现特点	临床意义
潮湿多汗	盗汗：夜间睡后出汗	结核病
	冷汗：皮肤冰冷而潮湿	休克
	自汗：清醒时出汗睡着则汗止	自主神经功能紊乱
干燥无汗	不出汗，皮肤异常干燥	维生素A缺乏症、严重脱水、黏液性水肿

三、弹性

表3-25　皮肤弹性改变的临床意义

影响因素	弹性改变	临床意义
生理性	皮肤紧张，有弹性	儿童及青年
	皮肤松弛，弹性减弱	中年人
	皮肤萎缩，弹性减退	老年人
病理性	弹性减退或消失	重度营养不良、慢性消耗疾病、严重脱水
	弹性增加	发热

四、皮疹

表3-26　常见皮疹的表现特点及临床意义

常见皮疹	表现特点	临床意义
斑疹	局部皮肤发红，不隆起皮面	斑疹伤寒、风湿性多形性红斑、丹毒
丘疹	局部颜色改变，隆起皮面	麻疹、药物疹、湿疹

常见皮疹	表 现 特 点	临 床 意 义
斑丘疹	隆起的丘疹伴皮肤发红的底盘	药物疹、风疹、猩红热
玫瑰疹	充血性皮疹，压之消退松开复现	伤寒和副伤寒的特征性皮疹
荨麻疹	皮肤暂时性的水肿隆起	速发变态反应，见于过敏反应

五、皮下出血

表 3 – 27　皮下出血的表现特点及临床意义

类别	表 现 特 点		临 床 意 义
出血点	压之不褪色	出血直径 < 2mm	①造血系统疾病 ②重症感染 ③毒物或药物中毒 ④血管损害性疾病
紫癜		出血直径 3 ~ 5mm	
淤斑		出血直径 > 5mm	
血肿		片状出血伴皮肤显著隆起	

六、蜘蛛痣与肝掌

1. 蜘蛛痣　皮肤小动脉末端，分支性扩张→血管痣→形似蜘蛛。

2. 肝掌　手掌大、小鱼际处皮肤发红→加压后褪色。

表 3 – 28　蜘蛛痣的特点及临床意义

产生机制	表 现 特 点	临 床 意 义
肝功↓→雌激素灭活↓→体内雌激素↑→小动脉扩张	①分布于上腔静脉区域：如上半身 ②大小不一：针帽→数厘米不等 ③压迫中心→血管网消失→去除压迫复现	①急性肝炎 ②慢性肝炎 ③肝硬化

七、水肿

皮下组织细胞内或组织间隙→液体潴留过多。

表 3 – 29　水肿的分类、分度及临床意义

类别		表现特点	临床意义
分类	凹陷性	指压后局部出现凹陷	①全身性：心衰、肾炎、肝硬化 ②局限性：静脉回流障碍
	非凹陷性	指压后局部无凹陷	黏液性水肿、象皮肿
分度	轻度	①组织疏松或下垂部位水肿 ②指压后凹陷浅、平复快	
	中度	①全身组织明显水肿 ②指压后凹陷深、平复慢	
	重度	①全身组织严重水肿 ②伴胸腔、腹腔积液	

八、皮下结节

表 3 – 30　常见皮下结节的特点及临床意义

皮下结节	表现特点	临床意义
风湿小结	位于关节附近、长骨骺端，圆形无痛性小结	风湿热
Osler 小结	位于指尖、足趾、大小鱼际肌腱处，粉红色痛性小结	感染性心内膜炎
癌性结节	无明显局部炎症，生长迅速	恶性肿瘤皮下转移

九、毛发

表 3 – 31　毛发异常的临床意义

毛发异常	表现特点	临床意义
脱发	弥漫性	①发热性疾病：肠伤寒 ②内分泌疾病：甲状腺功能减退症 ③理化因素影响：应用抗癌药
	局限性	①头部皮肤疾病：脂溢性皮炎 ②神经营养障碍：斑秃
增多	毛发增多，体毛增多	库欣综合征、长期应用激素

🅖固🅨练🅧习

1. 与肝脏对体内雌激素灭活减弱有关的体征是(　　)

    A. 出血点　　　　　　B. 紫癜　　　　　　　C. 蜘蛛痣

    D. 瘀斑　　　　　　　E. 血肿

2. 双下肢皮肤见多个红色小点，直径 <2mm，压之不褪色，考虑的是(　　)

    A. 玫瑰疹　　　　　　B. 小红痣　　　　　　C. 斑疹

    D. 出血点　　　　　　E. 紫癜

3. 出现全身性色素沉着的疾病是(　　)

    A. 白化症　　　　　　　　　　B. 慢性肾上腺皮质功能减退症

    C. 一氧化碳中毒　　　　　　　D. 溶血性贫血

    E. 高铁血红蛋白症

4. 出现玫瑰疹的疾病是(　　)

    A. 伤寒　　　　　　　B. 过敏反应　　　　　C. 风疹

    D. 猩红热　　　　　　E. 丹毒

5. 因还原血红蛋白增多而引起的皮肤改变是(　　)

    A. 白斑　　　　　　　B. 黄染　　　　　　　C. 苍白

    D. 发红　　　　　　　E. 发绀

🅟考🅐答🅢案

1. C　2. D　3. B　4. A　5. E

第四节　淋巴结检查

【考点重点点拨】

1. 浅表淋巴结的检查方法

2. 局部和全身浅表淋巴结肿大的临床意义

一、检查顺序

表3-32　淋巴结的检查方法及检查顺序

淋巴结分布	检查方法	检查顺序
头颈部：8群	被检局部皮肤肌肉松弛→检查者四指并拢（右手或左手）→指腹平放于被检部位滑动触诊	上→下：耳前→耳后→枕骨下区→颌下→颏下→颈前三角→颈后三角→锁骨上窝→腋窝→滑车上→腹股沟→腘窝
上肢：腋窝（5群）、滑车上		
下肢：腹股沟（2群）、腘窝		

二、淋巴结肿大的临床意义

表3-33　淋巴结肿大的临床意义

淋巴结肿大	表现特点	临床意义
局限性	①表面光滑，无粘连 ②质软，有压痛	非特异性淋巴结炎（最常见）
	①常发生于颈部 ②大小不等、互相粘连 ③干酪样坏死→触到波动→溃破成瘘管	淋巴结结核
	①质硬，无压痛 ②易粘连而固定	恶性肿瘤淋巴结转移
全身性	①表面光滑，无粘连 ②质不硬，无压痛	白血病
	①常发生于颈部，对称性、无痛性 ②坚实有弹性，触诊有软骨样感觉	淋巴瘤

注：常见恶性肿瘤淋巴结转移部位：①腹腔脏器癌肿：左锁骨上窝淋巴结转移；②胸腔脏器癌肿：右锁骨上窝淋巴结转移；③鼻咽癌：颈部淋巴结转移；④乳腺癌：腋窝淋巴结转移；⑤宫颈癌或阴茎癌：腹股沟淋巴结转移。

巩固与练习

1. 常出现左锁骨上窝淋巴结转移的疾病是（　　　）

　　A. 肺癌　　　　　　　B. 胃癌　　　　　　C. 乳腺癌

　　D. 鼻咽癌　　　　　　E. 宫颈癌

2. 引起全身性淋巴结肿大的疾病是（　　　）

　　A. 化脓性扁桃体炎　　B. 牙龈炎　　　　　C. 急性乳腺炎

D. 淋巴结结核　　　E. 白血病

3. 肺癌常出现淋巴结转移的部位是（　　）

A. 右锁骨上窝淋巴结　　　B. 左锁骨上窝淋巴结

C. 腋窝淋巴结　　　D. 颈部淋巴结

E. 腹股沟淋巴结

 参考答案

1. B　2. E　3. A

第五节　头部检查

【考点重点点拨】

1. 眼睑异常改变的临床意义

2. 结膜、角膜、巩膜异常改变的临床意义

3. 瞳孔异常改变的临床意义

4. 眼球异常改变的临床意义

5. 扁桃体异常改变的临床意义

一、头颅检查

表 3-34　头部大小与形状及头部运动异常的临床意义

异常改变		表现特点	临床意义
大小与形状	小颅	囟门早闭，小头畸形伴智力发育障碍	痴呆症
	方颅	前额左右突出，头顶平坦呈方形	小儿佝偻病、先天性梅毒
	巨颅	额、顶、颞及枕部突出膨大，颈部静脉充盈，落日现象	脑积水
头部运动异常		运动受限	颈椎疾病
		不随意颤动	帕金森病
		与颈动脉搏动一致的点头运动	严重主动脉瓣关闭不全

注：①前囟膨隆：脑膜炎、颅内出血；②前囟凹陷：脱水。

二、头部器官

（一）眼

1. 眼睑

表 3-35　眼睑异常改变的临床意义

异常改变	位置	临 床 意 义
眼睑水肿	单侧	血管神经性水肿
	双侧	肾小球肾炎、贫血、营养不良
上睑下垂	单侧	动眼神经麻痹
	双侧	先天性上眼睑下垂、重症肌无力
闭合障碍	单侧	面神经麻痹
	双侧	甲状腺功能亢进症
睑内翻	单、双侧	沙眼所致瘢痕、睑结膜烧灼伤后瘢痕

2. 结膜、角膜、巩膜

表 3-36　结膜、角膜、巩膜异常改变的临床意义

检查内容	异 常 改 变	临 床 意 义
结膜	充血与红肿	结膜炎、角膜炎
	颗粒与滤泡	沙眼
	苍白	贫血
	散在出血点	亚急性感染性心内膜炎
	片状出血	外伤、出血性疾病
	球结膜水肿	脑水肿
角膜	云翳和白斑	角膜炎
	软化混浊	维生素 A 缺乏、婴幼儿营养不良
	角膜周围血管增生	严重沙眼
	周围出现灰白色混浊环（老年环）	老年人、早老症
	边缘黄色或棕褐色色素环（K-F 环）	肝豆状核变性（Wilson 病）
巩膜	均匀黄染	黄疸
	角膜周围黄染	长期服用黄颜色的药物

3. 瞳孔

表 3 – 37　瞳孔异常改变的临床意义

检查内容	异常改变	临床意义
瞳孔大小	缩小	虹膜炎，有机磷农药、吗啡、毛果芸香碱等中毒
	扩大	阿托品中毒、青光眼、濒死状态
	双侧不等大	脑外伤、脑肿瘤、脑疝
	双侧不等大且变化不定	中枢神经和虹膜支配神经病变
对光反射	消失	深昏迷、动眼神经损害
调节聚合反射	消失	动眼神经损害

4. 眼球

表 3 – 38　眼球异常改变的临床意义

异常改变	单、双侧	临床意义
眼球突出	单侧	局部炎症、眶内占位性病变
	双侧	甲状腺功能亢进症
眼球凹陷	单侧	Horner 综合征
	双侧	严重脱水
眼球运动	运动障碍	动眼、滑车、外展神经麻痹
	眼球震颤	耳源性眩晕、小脑疾病

（二）耳

表 3 – 39　耳部病变的表现特点及临床意义

部位		表现特点	临床意义
外耳	耳廓	痛性小结节（痛风结节）	痛风
		红肿伴局部发热、疼痛	局部感染
		牵拉痛	炎症
	外耳道	有黄色液体流出伴痒痛	外耳道炎
		局部红肿、触痛，伴耳廓牵拉痛	外耳道疖肿
		流脓伴全身症状	急性中耳炎
		有血液或脑脊液流出	颅底骨折
		耳鸣	耵聍或异物堵塞、外耳道瘢痕狭窄

续表

部位	表现特点	临床意义
中耳	溢脓伴恶臭	胆脂瘤
乳突	乳突压痛伴耳廓后皮肤红肿	乳突炎

（三）鼻

表 3－40　鼻部病变的表现特点及临床意义

异常改变	表现特点	临床意义
鼻的外形	黑褐色斑点	慢性肝脏疾病、黑热病、日晒后
	蝶形红斑	系统性红斑狼疮
	小脓疱或小丘疹	痤疮
	鼻尖和鼻翼发红伴组织肥厚	酒渣鼻
	鞍鼻	鼻骨骨折、鼻骨发育不良、先天性梅毒
	蛙状鼻	肥大鼻息肉
鼻翼扇动	吸气时鼻孔张大，呼气时鼻孔回缩	高热性疾病、支气管哮喘和心源性哮喘发作
鼻中隔	鼻中隔偏曲	鼻中隔外伤、肿瘤或异物压迫
	鼻中隔穿孔	慢性鼻炎、外伤
鼻出血	单侧	外伤、局部血管损伤、鼻腔感染、鼻咽癌
	双侧	血液病、高血压病、感染性疾病、肝脏疾病
鼻腔黏膜与分泌物	黏膜肿胀伴分泌物	急性鼻炎
	黏膜肿胀，组织肥厚伴分泌物减少	慢性鼻炎
	黏膜萎缩、鼻甲缩小、鼻腔宽大、嗅觉减退	慢性萎缩性鼻炎
	分泌物黏稠发黄或发绿	鼻或鼻窦化脓性炎症

表 3－41　鼻窦的检查方法及临床意义

鼻窦检查	检查方法	临床意义
额窦	①一手扶持患者枕部，另一手拇指置于眼眶上缘内侧用力向后上按压 ②两手固定头部，双手拇指置于眼眶上缘内侧向后上按压	鼻窦区压痛、鼻塞、头痛、流涕，提示鼻窦炎

续表

鼻窦检查	检 查 方 法	临 床 意 义
筛窦	双手固定于两侧耳后，双侧拇指置于鼻根部与目内眦之间向后方按压	
上颌窦	双手固定于两侧耳后，将拇指分别置于左右颧部向后按压	
蝶窦	位置深，不能查到	

（四）口腔

表 3–42　口腔检查内容及异常改变的临床意义

检查内容	表 现 特 点	临 床 意 义
口唇	苍白	贫血、主动脉瓣关闭不全
	发绀	心、肺疾病
	皲裂	严重脱水
	口角糜烂	核黄素缺乏
	口唇疱疹	单纯疱疹病毒感染
	口唇肥厚增大	黏液性水肿、肢端肥大症
口腔黏膜	颊部白色斑点，周围有红晕	麻疹
	蓝黑色素沉着斑片	肾上腺皮质功能减退症
	出血点或淤斑	出血性疾病、维生素 C 缺乏
	鹅口疮	长期大量使用抗生素
	黏膜溃疡	慢性复发性口疮
牙龈	红肿易出血	牙龈炎、急性白血病、坏血病
	溢脓	慢性牙周炎、牙龈瘘管
	齿龈游离缘灰黑色点线	铅中毒
	黑褐色点线状色素沉着	重金属中毒

表 3–43　常见舌异常的临床意义

类 型	表 现 特 点	临 床 意 义
干燥舌	舌面纵向裂纹、舌体缩小	严重脱水
地图舌	舌面黄色不规则隆起	移行性舌炎、核黄素缺乏
草莓舌	舌乳头肿胀、发红	长期发热、猩红热
镜面舌	舌体小，舌面光滑呈粉红色	恶性贫血、萎缩性胃炎

续表

类　型	表　现　特　点	临　床　意　义
牛肉舌	舌面绛红如生牛肉状	糙皮病
毛舌	舌面上出现黑色或黑褐色毛	长期大量使用抗生素
舌体增大	短期肿大	舌炎、口腔炎、舌体蜂窝组织炎、血管神经性水肿
	长期增大	黏液性水肿、呆小病、先天愚型、舌肿瘤
裂纹舌	舌面横向裂纹	先天愚型、核黄素缺乏
	舌面纵向裂纹（无脱水表现）	梅毒性舌炎
运动异常	舌体震颤	甲状腺功能亢进症
	伸舌偏斜	舌下神经麻痹

表 3－44　咽喉部及扁桃体异常改变的临床意义

检查内容	表　现　特　点	临　床　意　义
咽部	咽部充血红肿，分泌物增多	急性咽炎
	咽部充血，表面粗糙，滤泡簇状增生	慢性咽炎
扁桃体	扁桃体腺体红肿增大，表面有黄白色渗出物或假膜，容易剥离	扁桃体炎
		扁桃体肿大分三度：①Ⅰ度：不超过咽腭弓②Ⅱ度：超过咽腭弓，介于Ⅰ度和Ⅲ度之间③Ⅲ度：超过咽后壁中线
	扁桃体充血红肿，灰白色假膜，不易剥离	白喉
喉部	急性声音嘶哑或失音	急性喉炎
	慢性失音	喉癌、喉结核
	声音嘶哑或失音	喉返神经受损
	突发窒息性呼吸困难	喉头水肿

表 3－45　腮腺肿大的临床意义

腮腺疾病	腮腺肿大共同特点	不同腮腺疾病腮腺表现特点
急性流行性腮腺炎	以耳垂为中心的隆起，并可触及边缘不明显的包块	单侧或双侧腮腺肿大，轻压痛，腮腺导管口红肿
急性化脓性腮腺炎		单侧腮腺肿大，挤压腮腺导管口处有脓性分泌物流出
腮腺恶性肿瘤		腮腺肿大增长较快，有痛感，质硬固定，可伴面瘫

巩固与练习

1. 方颅常见的疾病是(　　　)

   A. 痴呆症　　　　　　B. 脑积水　　　　　　C. 先天性梅毒

   D. 重症肌无力　　　　E. 震颤麻痹

2. 引起双侧瞳孔不等大的疾病是(　　　)

   A. 吗啡中毒　　　　　　　　　B. 青光眼

   C. 有机磷农药中毒　　　　　　D. 脑疝

   E. 阿托品中毒

3. 出现眼球震颤的疾病是(　　　)

   A. 小脑疾病　　　　　B. 动眼神经麻痹　　　C. 阿托品中毒

   D. Horner 综合征　　　E. 甲状腺功能亢进症

4. 出现草莓舌的疾病是(　　　)

   A. 萎缩性胃炎　　　　B. 猩红热　　　　　　C. 核黄素缺乏

   D. 恶性贫血　　　　　E. 糙皮病

5. 表现为舌面黄色不规则隆起的舌是(　　　)

   A. 干燥舌　　　　　　B. 草莓舌　　　　　　C. 牛肉舌

   D. 镜面舌　　　　　　E. 地图舌

参考答案

1. C　2. D　3. A　4. B　5. E

第六节　颈部检查

【考点重点点拨】

1. 颈静脉怒张的概念及临床意义

2. 甲状腺肿大的分度及临床意义

3. 气管移位的临床意义

一、颈部外形与运动

表3－46　颈部外形与运动检查的临床意义

外形与运动	表现特点	临床意义
正常情况	直立、对称、活动自如	正常人
异常改变	头不能抬起	重症肌无力、严重消耗性疾病
	斜颈：头部向一侧偏斜	先天性颈肌挛缩、颈肌外伤
	颈部活动受限	①软组织损伤：颈肌扭伤、软组织炎症 ②颈椎疾病：颈椎结核、肿瘤，颈椎病 ③颈强直：脑膜炎、蛛网膜下腔出血

二、颈部血管

表3－47　颈部血管异常改变的临床意义

异常改变	表现特点	临床意义
颈静脉怒张	平卧→颈静脉充盈度超过正常水平	上腔静脉压增高 ①心衰 ②上腔静脉回流受阻 ③缩窄性心包炎 ④心包积液
	坐位或半坐位→颈静脉明显充盈	
颈动脉搏动	安静状态下看到明显颈动脉搏动	脉压增大

三、甲状腺

表3－48　甲状腺的检查方法及注意事项

名称	检查方法	注意事项
视诊	观察甲状腺的大小和对称性	配合吞咽动作
触诊	医生站在患者后面或前面，用双手触诊法	①配合吞咽动作 ②注意大小、硬度、表面形态、震颤
听诊	钟型听诊器体件放在甲状腺上听诊	注意有无血管杂音

表3-49 甲状腺肿大的分度及临床意义

分度	判断标准	临床意义
Ⅰ度	不能看出肿大但能触及	多为生理性肿大
Ⅱ度	能看到肿大又能触及，但在胸锁乳突肌以内	病理性肿大
Ⅲ度	肿大超过胸锁乳突肌外缘	

表3-50 甲状腺肿大的表现特点及临床意义

甲状腺肿大	表现特点	临床意义
生理性肿大	轻度肿大，表面光滑，质地柔软	女性青春期、妊娠或哺乳期
病理性肿大	可触及震颤，听到连续性血管杂音	甲状腺功能亢进症
	对称性、弥漫性肿大，质地柔软	单纯性甲状腺肿
	表面凹凸不平，呈结节性，质地坚硬	甲状腺癌
	圆形或椭圆形，常单发，质地坚韧	甲状腺腺瘤
	对称性、弥漫性肿大，质地坚韧有弹性	慢性淋巴性甲状腺炎

四、气管位置

表3-51 气管位置的检查方法及临床意义

检查方法	气管移位方向	临床意义
中指触摸气管，判断有无偏移	向健侧移位	①大量胸腔积液、气胸 ②纵隔肿瘤 ③单侧甲状腺肿大
	向患侧移位	①肺不张 ②胸膜粘连 ③肺硬化

巩固与练习

1. 甲状腺肿大，触诊有震颤，听诊有血管杂音，最可能的疾病是（ ）

　　A. 单纯性甲状腺肿　　B. 甲状腺功能亢进症　　C. 甲状腺癌

　　D. 甲状腺炎　　　　　E. 甲状腺腺瘤

2. 引起气管向右侧移位的疾病是（   ）

　　A. 右侧胸腔积液　　B. 右上叶肺实变　　　C. 右侧肺不张

　　　D. 右上叶肺空洞　　　E. 肺气肿

3. 不引起颈静脉怒张的疾病是(　　)

　　A. 右心衰　　　　　　　　　B. 心包积液

　　C. 上腔静脉阻塞综合征　　　D. 缩窄性心包炎

　　E. 主动脉瓣关闭不全

参考答案

1. B　2. C　3. E

第七节　胸壁及胸廓检查

【考点重点点拨】

1. 胸部体表标志（骨骼标志、体表标志线）及分区

2. 常见异常胸廓的类型及临床意义

3. 胸壁静脉曲张、胸壁及胸骨压痛的临床意义

4. 乳房检查法及乳房常见病变表现

一、胸部体表标志及分区

（一）骨骼标志

表 3–52　胸部常用骨骼标志的作用

骨骼标志	体表部位	作　　用
胸骨角	胸骨柄与胸骨体交界处	计数肋骨和肋间隙
脊柱棘突	第七颈椎棘突	后正中线的标志，计数胸椎
肩胛下角	肩胛骨的最下端	平第七肋骨或第八胸椎水平
腹上角	左右肋弓在胸骨下端汇合处的夹角	正常 70°~110°，用于体型的判断
肋脊角	第十二肋骨与脊柱的夹角	肾脏和输尿管所在区域

（二）胸部体表标志线及分区

表 3 -53 胸部常用体表标志线及分区

标志线及分区	胸部体表标志线	胸部分区
前胸	①前正中线 ②锁骨中线 ③胸骨线 ④胸骨旁线	①胸骨上窝 ②锁骨上窝 ③锁骨下窝
侧胸	①腋前线 ②腋中线 ③腋后线	腋窝
背部	①肩胛线 ②后正中线	①肩胛上区 ②肩胛区 ③肩胛间区 ④肩胛下区

二、胸廓、胸壁与乳房检查

（一）胸廓

1. 正常胸廓 两侧对称，成人前后径与横径之比为 1∶1.5。

2. 异常胸廓

表 3 -54 常见异常胸廓的表现特点及临床意义

异常胸廓	表现特点	临床意义
桶状胸	①胸廓圆桶状，前后径 = 横径 ②肋间隙增宽、饱满 ③腹上角 >90°	阻塞性肺气肿、支气管哮喘发作
扁平胸	①胸廓扁平，前后径∶横径 = 1∶2 ②腹上角 <90°	慢性消耗性疾病，如肺结核
佝偻病胸	①鸡胸：胸骨下部前凸，两侧肋骨凹陷，胸廓前后径增大，横径缩小 ②佝偻病串珠 ③肋膈沟	佝偻病
漏斗胸	胸骨下端剑突处内陷	佝偻病、原因不明
胸廓变形	单侧膨隆	大量胸腔积液、气胸
	单侧凹陷	肺不张、胸膜粘连、肺纤维化
脊柱畸形致胸廓变形	胸椎后凸畸形（驼背）	胸椎结核、强直性脊柱炎

（二）胸壁

表3-55 常见胸壁异常的临床意义

胸壁异常	表 现 特 点	临 床 意 义
胸壁静脉曲张	胸壁静脉充盈或曲张	上腔静脉或下腔静脉阻塞
皮下气肿	气体存积于皮下，触诊握雪感，听诊捻发音	肺部外伤
胸壁压痛	受累局部胸壁压痛	①胸壁炎症、肋软骨炎②肋间神经痛③肋骨骨折
胸骨压痛	胸骨压痛和叩击痛	白血病

（三）乳房

表3-56 乳房的检查方法及检查内容

名称	检 查 方 法	检 查 内 容
视诊	充分暴露胸部，良好照明，坐位或卧位	①大小②对称性③外表④乳头状态及有无溢液
触诊	按外上→外下→内下→内上→中央（乳头）顺序滑动触诊	①硬度和弹性②压痛③包块④淋巴结大小
	右手检查左侧乳房顺时针方向	
	左手检查右侧乳房逆时针方向	
	检查腋窝淋巴结	

表3-57 乳房常见疾病的体征

乳房疾病	乳房望诊	乳房触诊	触诊淋巴结
急性乳腺炎	乳房红、肿、热、痛	明显压痛的硬块	患侧腋窝淋巴结肿大并有压痛
乳腺癌	乳腺皮肤"橘皮样"改变	肿块形状不规则，表面凹凸不平，质地坚硬，无明显压痛	易向腋窝等处淋巴结转移
	皮肤回缩，早期乳癌表现		
	乳头内陷及血性分泌物		

巩固与练习

1. 患者胸廓前后径增长，左右径变短，胸部变短，胸骨突出，肋骨侧壁塌陷，此患者的胸廓是(　　)

    A. 桶状胸　　　　　　B. 扁平胸　　　　　　C. 佝偻病胸

    D. 胸椎畸形　　　　　E. 漏斗胸

2. 可出现桶状胸的疾病是(　　)

    A. 肺结核　　　　　　B. 肺不张　　　　　　C. 佝偻病

    D. 阻塞性肺气肿　　　E. 胸椎结核

3. 白血病患者可出现的体征是(　　)

    A. 胸骨压痛　　　　　B. 皮下气肿　　　　　C. 胸壁静脉曲张

    D. 胸廓变形　　　　　E. 胸壁压痛

参考答案

1. C　2. D　3. A

第八节 肺和胸膜检查

【考点重点点拨】

1. 正常呼吸类型及异常改变的临床意义

2. 正常呼吸频率、深度、节律及异常改变的临床意义

3. 触觉语颤和胸膜摩擦感的检查方法及异常改变的临床意义

4. 肺部叩诊方法及正常叩诊音

5. 肺下界及肺下界移动度的检查法、正常值及异常改变的临床意义

6. 肺部病理性叩诊音的临床意义

7. 正常3种呼吸音的听诊特点及听诊部位

8. 异常呼吸音、啰音、胸膜摩擦音的产生机制、听诊特点及异常改变的临床意义

9. 听觉语音的检查方法及临床意义

10. 肺实变、肺气肿、胸腔积液及气胸的典型体征

一、视诊

表 3 – 58　呼吸类型及呼吸运动检查的临床意义

呼吸类型与呼吸运动		表 现 特 点	临 床 意 义
呼吸类型	正常	胸式呼吸	女性
		腹式呼吸	儿童及成年男性
	异常	胸式呼吸→腹式呼吸	肺、胸膜疾病
		腹式呼吸→胸式呼吸	膈肌运动受限的腹部疾病
呼吸运动	减弱或消失	单侧	肺、胸膜疾病
		双侧	慢性阻塞性肺气肿
	增强	单侧	健侧代偿性肺气肿
		双侧	酸中毒深大呼吸、剧烈运动
	反常呼吸	部分胸壁吸气时内陷，呼气时外凸	多发性肋骨、肋软骨骨折或胸骨骨折

表 3 – 59　常见呼吸频率、深度及节律异常改变的特点及临床意义

异常改变	表 现 特 点	临 床 意 义
呼吸过速	>24 次/分钟	①发热、贫血、甲状腺功能亢进症②心衰③肺炎、胸膜炎
呼吸过缓	<12 次/分钟	①颅内高压②巴比妥中毒
酸中毒大呼吸（Kussmaul 呼吸）	节律整齐、呼吸深快	代谢性酸中毒
呼吸变浅	呼吸浅快	①肺、胸膜疾病②膈肌运动受限
潮式呼吸	呼吸浅慢→深快→浅慢→暂停	①中枢神经系统疾病②某些中毒③间停呼吸常在临终前发生
间停呼吸	呼吸与呼吸暂停交替出现	

注：①正常呼吸频率：成人 16～20 次/分钟，R∶P = 1∶4，新生儿 44 次/分钟；②正常呼吸深度适中；③正常呼吸节律规整。

二、触诊

1. 胸廓扩张度 呼吸运动时胸廓的活动度，临床意义与视诊呼吸运动相同。

2. 触觉语颤（语颤）

表 3 - 60　触觉语颤的检查方法及产生机制

检查方法	注意事项	产生机制	产生条件
两手掌或尺侧缘→平贴胸壁两侧对称部位→低音调拉长声说"一"音→手掌所感觉到的震动	由上至下	声波传导：声波→气管、支气管→肺泡→胸壁震动	①气管、支气管畅通②胸膜脏层及壁层接近
	两侧对比		
	由内侧至外侧		

表 3 - 61　触觉语颤的生理变异

影响因素	解剖特点	生理变异
与解剖相关	距声带近	前胸：上部 > 下部
	右主支气管粗短	右上胸 > 左上胸
	后胸上部肩胛骨	背部：下部 > 上部
与发音相关	胸壁薄	瘦者 > 胖者
	音调低	男性 > 女性
	发音强	成人 > 儿童

表 3 - 62　触觉语颤检查的临床意义

语颤异常	病理改变	临床意义
增强	肺实变	肺炎、肺梗死
	压迫性肺不张	胸腔积液上方受压的肺组织
	浅而大的肺空洞	肺结核空洞、肺脓肿
减弱或消失	肺内含气量增多	肺气肿、支气管哮喘发作
	支气管阻塞	阻塞性肺不张
	胸壁与肺组织距离加大	胸腔积液、气胸

3. 胸膜摩擦感 详见第67页胸膜摩擦音。

三、叩诊

1. 正常胸部叩诊音　正常肺部叩诊呈清音。

2. 肺部定界叩诊

表3-63　肺部定界叩诊的方法及临床意义

肺界	叩诊方法	正常值	临床意义
肺上界	①平静呼吸，间接叩诊法 ②斜方肌前缘中央→向外叩→清音→浊音→做标记 ③转向内叩→清音→浊音→做标记 ④测量两者之间距离	肺尖宽度4~6cm	增宽：气胸、肺气肿、肺尖部的肺大泡
			变窄或消失：肺尖部结核、肿瘤、萎缩
肺下界	①平静呼吸，间接叩诊法 ②沿三条垂直线→由上至下叩诊 ③清音→浊音→做标记→连接各点	①锁骨中线第六肋间 ②腋中线第八肋间 ③肩胛线第十肋间	下移：肺气肿、腹腔内脏下垂
			上移：肺不张、膈肌上抬
肺下界移动度	①平静呼吸→沿肩胛线→叩肺下界 ②深吸气后屏住呼吸→再叩肺下界 ③深呼气后屏住呼吸→再叩肺下界 ④测量深吸气与深呼气肺下界之间距离	正常移动度6~8cm	双侧减小：阻塞性肺气肿
			单侧减小：胸腔积液、气胸、肺不张、胸膜粘连

3. 胸部病理性叩诊音　正常肺部清音区叩诊时出现清音以外的其他叩诊音。

表3-64　常见胸部病理性叩诊音的临床意义

病理性叩诊音	发生机制	临床意义
浊音或实音	肺含气量减少	肺炎、肺结核、肺不张
	肺内有不含气病变	肺肿瘤、肺脓肿
	胸膜疾病	胸腔积液、胸膜增厚粘连
	胸壁疾病	胸壁水肿、肿瘤
鼓音	肺内有大的含气腔	气胸、肺空洞（直径>3~4cm）
过清音	肺内含气量增加、肺弹性减退	肺气肿、支气管哮喘发作

四、听诊

1. 正常呼吸音

表 3 – 65　3 种正常呼吸音的产生机制、听诊特点及部位

正常呼吸音	产生机制	听诊特点	听诊部位
肺泡呼吸音	肺泡壁的弹性变化	①"夫"音，声音柔和，吹风样 ②吸气相 > 呼气相	除支气管呼吸音的部位和支气管肺泡呼吸音的部位，其余肺部都可听到肺泡呼吸音
支气管呼吸音	气流在声门及气管、支气管内形成湍流	①"哈"音，声音粗糙，音调高 ②呼气相 > 吸气相	喉部、胸骨上窝、背部第六颈椎至第二胸椎附近
支气管肺泡呼吸音	肺泡呼吸音与支气管呼吸音的混合音	①吸气相≈呼气相 ②吸气音≈肺泡呼吸音的吸气音 ③呼气音≈支气管呼吸音的呼气音	胸骨角附近、肩胛间区第三、四胸椎附近，右肺尖

2. 异常呼吸音

（1）异常肺泡呼吸音

表 3 – 66　异常肺泡呼吸音的发生机制及临床意义

异常改变	发生机制	临床意义
减弱或消失	①进入肺内空气量减少 ②呼吸音传导障碍	①呼吸运动障碍 ②呼吸道阻塞 ③肺顺应性降低 ④胸腔内肿物 ⑤胸膜疾病 ⑥胸壁增厚
增强	呼吸运动增强	双侧：发热、甲状腺功能亢进症、贫血、代谢性酸中毒
	通气功能增强	一侧：健侧代偿性增强
呼气音延长	①下呼吸道部分梗阻 ②肺弹性减退	支气管哮喘、慢性阻塞性肺气肿

（2）异常支气管呼吸音与异常支气管肺泡呼吸音

表3-67 异常支气管呼吸音与异常支气管肺泡呼吸音的临床意义

异常改变	概　念	临床意义
异常支气管呼吸音	正常肺泡呼吸音区域内听到支气管呼吸音	①肺实变：大叶性肺炎实变期、肺梗死 ②肺内大空洞：肺结核空洞、肺脓肿 ③压迫性肺不张：胸腔积液上方受压的肺组织
异常支气管肺泡呼吸音	正常肺泡呼吸音区域内听到支气管肺泡呼吸音	①肺实变区域较小且与正常肺组织掺杂存在 ②肺实变部位较深并被正常肺组织所遮盖 ③肺组织轻度或不全实变 ④胸腔积液上方膨胀不全的肺组织

3. 啰音 指伴随呼吸音而出现的附加音，分为干啰音和湿啰音。

表3-68 干啰音和湿啰音的产生机制及听诊特点

	湿啰音（水泡音）	干　啰　音
产生机制	气流通过气管、空洞内稀薄液体产生的水泡破裂音	气流通过狭窄支气管管腔形成漩涡而产生
听诊特点	断续、短暂一连串出现多个声音	音调较高，持续时间较长
	吸气时明显	呼气时明显
	部位、性质不易改变	性质、部位易变
	大、中、小水泡音可同时存在	几种不同性质的干啰音可同时存在
	咳嗽后数量可有增减	咳嗽后数量可明显增减
分类	大、中、小水泡音	哨笛音、哮鸣音、鼾音
临床意义	全肺：肺水肿、支气管肺炎	全肺：慢性支气管炎、支气管哮喘
	局限性：肺炎、肺结核	局限性：局部支气管狭窄
	两肺底：肺淤血	哮鸣音：支气管哮喘、心源性哮喘

4. 听觉语音

表3-69 听觉语音的检查方法及临床意义

检查内容	检查方法	临床意义
听觉语音	被检查者用平时说话的音调说"一、二、三"音→听诊器在胸壁上→听到柔和而模糊的声音	支气管语音：听觉语音增强、响亮，字音清楚，见于肺实变
耳语音	被检查者用耳语声说"一、二、三"音→听诊器放在胸壁上→只能听到极微弱的声音	胸耳语音：耳语音增强且字音清晰，是肺实变较广泛的征象

听觉语音的发生机制及临床意义与触觉语颤相同，但更敏感。

5. 胸膜摩擦音

（1）胸膜摩擦音 胸膜发生炎症→两层胸膜表面粗糙→呼吸时相互摩擦→产生振动。触诊时有胸膜摩擦感，听诊时有胸膜摩擦音。

（2）听诊特点

①音质粗糙，近在耳边。

②吸气末或呼气初明显，屏住呼吸时消失。

③深呼吸或加压听诊器体件时更清楚。

④听诊部位 胸廓下侧沿腋中线处清楚。

（3）临床意义

①胸膜炎症 结核性胸膜炎。

②原发性或继发性胸膜肿瘤。

③肺部病变累及胸膜 肺梗死。

④胸膜高度干燥 严重脱水。

⑤其他 尿毒症等。

五、常见呼吸系统病变的体征

表 3-70 常见呼吸系统病变的体征

呼吸系统病变	视诊		触诊		叩诊	听诊		
	胸廓	呼吸动度	气管位置	触觉语颤	叩诊音	呼吸音	啰音	听觉语音
肺实变	对称	患侧减弱	居中	患侧增强	浊音或实音	患侧减弱或消失，异常支气管呼吸音	湿啰音	患侧增强
阻塞性肺气肿	桶状	双侧减弱	居中	减弱	过清音	双侧减弱，呼气延长	多无	双侧减弱
胸腔积液	患侧饱满	患侧减弱或消失	健侧移位	患侧减弱或消失	实音或浊音	患侧减弱或消失	无	患侧减弱或消失
气胸	患侧饱满	患侧减弱或消失	健侧移位	患侧减弱或消失	鼓音	患侧减弱或消失	无	患侧减弱或消失

续表

呼吸系统病变	视诊		触诊		叩诊	听诊		
	胸廓	呼吸动度	气管位置	触觉语颤	叩诊音	呼吸音	啰音	听觉语音
阻塞性肺不张	患侧凹陷	患侧减弱或消失	患侧移位	患侧减弱或消失	浊音或实音	患侧减弱或消失	无	患侧减弱或消失
压迫性肺不张	不定	患侧减弱	不定	患侧增强	浊音	患侧减弱，异常支气管呼吸音	无	患侧增强
支气管哮喘	桶状	双侧减弱	居中	减弱	过清音	双侧减弱，呼气延长	哮鸣音	双侧减弱
胸膜增厚	患侧凹陷	患侧减弱或消失	患侧移位	患侧减弱或消失	浊音或实音	患侧减弱或消失	无	患侧减弱或消失

巩固与练习

1. 肺部叩诊呈鼓音的疾病是（　　　）

　A. 肺实变　　　　　　B. 胸腔积液　　　　　C. 气胸

　D. 肺不张　　　　　　E. 肺气肿

2. 下列属于异常呼吸音的是（　　　）

　A. 水泡音　　　　　　B. 哨笛音　　　　　　C. 捻发音

　D. 喉部听到支气管性呼吸音　　E. 肺泡呼吸音减弱

3. 常出现两肺底湿啰音的疾病是（　　　）

　A. 肺炎　　　　　　　B. 肺淤血　　　　　　C. 肺结核

　D. 肺气肿　　　　　　E. 肺癌

4. 可出现支气管语音的疾病是（　　　）

　A. 肺空洞　　　　　　B. 肺气肿　　　　　　C. 气胸

　D. 胸腔积液　　　　　E. 阻塞性肺不张

5. 气胸患者可出现的体征是（　　　）

　A. 胸廓对称　　　　　B. 叩诊呈实音　　　　C. 语颤增强

　D. 听诊呼吸音消失　　E. 肺下界下降

参考答案

1. C 2. E 3. B 4. A 5. D

第九节 心脏、血管检查

【考点重点点拨】

1. 心前区隆起的临床意义

2. 正常心尖搏动的位置、范围、强度及其改变的临床意义

3. 心脏触诊震颤、心包摩擦感的产生机制及临床意义

4. 心脏叩诊法、正常心脏浊音界及异常改变的临床意义

5. 心脏瓣膜听诊区及听诊内容

6. 正常心率、心律及异常改变的临床意义

7. 正常心音的产生机制、听诊特点及异常改变的临床意义

8. 奔马律与开瓣音的特点及临床意义

9. 心脏杂音的产生机制，杂音的特征，各瓣膜区常见杂音的临床意义

10. 心包摩擦音的听诊特点、部位及临床意义

11. 血管检查的内容、方法及临床意义

12. 二尖瓣狭窄及关闭不全、主动脉瓣狭窄及关闭不全的体征

一、视诊

心脏视诊内容　心前区隆起、心尖搏动及心前区异常搏动。

表 3-71　心脏视诊内容及临床意义

视诊内容	概　念	临　床　意　义
心前区隆起	胸骨下段与胸骨左缘第三至五肋骨及肋间隙局部隆起	①先心病 ②风心病伴右室大 ③大量心包积液

续表

视诊内容		概　念	临 床 意 义
心尖搏动	正常	心脏收缩→心尖冲击心前区胸壁→局部向外搏动；正常位置：第五肋间隙左锁骨中线内侧 0.5～1.0cm 处，搏动范围的直径约 2.0～2.5cm	正常人
	负性	心脏收缩→心尖搏动内陷	①粘连性心包炎②右室显著肥大
	抬举性	心尖搏动增强→触诊强而有力→指端抬起片刻	左室肥大可靠体征

表 3－72　影响心尖搏动位置的生理和病理因素

影响因素		位 置 改 变	临 床 意 义
生理	体位	向左移位 2.0～3.0cm	左侧卧位
		向右移位 1.0～2.5cm	右侧卧位
	呼吸	下移	深吸气
		上移	深呼气
	体型	向外上移位	矮胖体型
		向内下移位	瘦长体型
病理	心脏疾病	向左下移位	左室大
		向左移位	右室大
		胸部右侧相应部位	右位心
	胸部疾病	向健侧移位	胸腔积液、气胸
		向患侧移位	肺不张、胸膜粘连
		向内下移位	肺气肿
	腹部疾病	向外上移位	膈肌上抬

表 3－73　心尖搏动强度及范围改变的临床意义

	生 理 性	病 理 性
搏动强、范围大	①胸壁薄或肋间隙宽②剧烈运动、精神紧张、情绪激动	①甲状腺功能亢进症、重症贫血、发热②左心室肥大
搏动弱、范围小	①胸壁肥厚②肋间隙窄	①心肌炎、心肌病、心肌梗死②心包积液、缩窄性心包炎③左侧气胸、胸腔积液、肺气肿

表3-74　心前区异常搏动的临床意义

时期	部　位	临　床　意　义
收缩期	胸骨左缘第三、四肋间	右心室肥大
	胸骨左缘第二肋间	肺动脉高压伴肺动脉扩张
	胸骨右缘第二肋间	主动脉弓动脉瘤或升主动脉瘤
	剑突下	右心室肥大或腹主动脉搏动

二、触诊

1. 心脏触诊内容　心尖搏动、震颤及心包摩擦感。

2. 触诊心尖搏动的意义

（1）确定心尖搏动位置、范围、节律、频率及强度。

（2）判断心音、震颤及杂音出现的时期。

表3-75　震颤与心包摩擦感的产生机制、特点及临床意义

触诊内容	产生机制	特　点	临床意义
震颤（猫喘）	血液→狭窄瓣膜口或异常通道→漩涡→心室壁或血管壁振动	①心前区触及的微细的震动感②类似在猫颈部触及的震动感	心脏大血管有器质性病变
心包摩擦感	心包炎→两层心包膜表面粗糙→心脏搏动时相互摩擦→心前区触及摩擦感	①收缩期明显②坐位前倾、深呼气末易触及③胸骨左缘第三、四肋间易触及	心包炎

表3-76　心脏常见震颤的临床意义

时期	部　位	临　床　意　义
收缩期	胸骨左缘第二肋间	肺动脉瓣狭窄
	心尖部	重度二尖瓣关闭不全
	胸骨右缘第二肋间	主动脉瓣狭窄
	胸骨左缘第三、四肋间	室间隔缺损
舒张期	心尖部	二尖瓣狭窄
连续性	胸骨左缘第二肋间	动脉导管未闭

三、叩诊

(一) 叩诊方法

1. 体位　仰卧位或坐位，平静呼吸。

2. 方法　间接叩诊法。

3. 顺序　由外向内，由下向上，先左界后右界。

4. 板指　与心脏边缘平行或垂直。

5. 叩心左界　心尖搏动外 2～3cm 开始，由外向内叩，清音变为浊音，确定心浊音界然后依次上移至第二肋间。

6. 叩心右界　从右锁骨中线上肝浊音界上一肋间开始，由外向内叩，清音变为浊音，确定心浊音界然后依次上移至第二肋间。

(二) 正常心脏浊音界

1. 正常心脏浊音界　正常成人左锁骨中线至前正中线的距离为 8.0～10.0cm。

表 3-77　正常心脏相对浊音界

右 (cm)	肋间隙	左 (cm)
2.0～3.0	II	2.0～3.0
2.0～3.0	III	3.5～4.5
3.0～4.0	IV	5.0～6.0
	V	7.0～9.0

2. 心界各部的组成

(1) 心左界　上→下依次为：主动脉结、肺动脉段、左心耳、左心室。

(2) 心右界　上→下依次为：上腔静脉、升主动脉、右心房。

(3) 心上界（心底部浊音区）　位于第一、二肋间隙水平的胸骨部分的浊音区，大血管在前胸壁的投影。

(4) 心下界　心尖部左心室，其余右心室。

(5) 心腰部　主动脉结与左心室之间相对较凹陷的部分，相当于肺动脉段及左心耳。

（三）心脏浊音界的改变及临床意义

1. 心脏疾病

表 3 - 78 心脏浊音界改变的特点及临床意义

心脏疾病	改变特点	临床意义
左心室增大	心界向左下扩大，心腰部相对内陷，呈靴形心（主动脉型心脏）	主动脉瓣关闭不全、高血压性心脏病
右心室增大	心界向两侧扩大并以向左为主	慢性肺源性心脏病、二尖瓣狭窄
左心房及肺动脉段扩大	心腰部饱满或膨出，呈梨形心（二尖瓣型心脏）	二尖瓣狭窄
全心增大	心界向两侧扩大，左界向左下扩大，呈普大型心脏	全心功能不全
心底部浊音区扩大	第一、二肋间隙的浊音区增宽	升主动脉瘤、主动脉扩张
心包积液	心界向两侧扩大，心界随体位而变动，坐位心脏呈三角烧瓶形，卧位呈球形	心包炎

2. 心外疾病

表 3 - 79 心外疾病对心脏浊音界的影响

心外疾病		心浊音界
胸部疾病	大量胸腔积液、气胸	向健侧移位
	胸膜粘连、肺不张	向患侧移位
	肺气肿	变小或叩不清
	肺实变、肺肿瘤	可能无法叩清
腹部疾病	膈肌上抬	向两侧扩大

四、听诊

（一）心脏瓣膜听诊区

心脏各瓣膜活动→产生声音→沿血流方向→传到胸壁最易听清的部位。常用心脏瓣膜听诊区有 5 个，听诊顺序：二尖瓣区（M）→肺动脉瓣区（P）→主动脉瓣区（A）→主动脉瓣第二听诊区（E）→三尖瓣区（T）。

表 3-80　常用心脏瓣膜听诊区的名称和部位

名称	代号	部　位
二尖瓣区	M	心尖部
主动脉瓣区	A	胸骨右缘第二肋间
主动脉瓣第二听诊区	E	胸骨左缘第三、四肋间
肺动脉瓣区	P	胸骨左缘第二肋间
三尖瓣区	T	胸骨体下端偏左或偏右

(二) 听诊内容

1. 心率　每分钟心搏次数。正常心率：成人：60～100 次/分；3 岁以下幼儿：>100 次/分。

表 3-81　常见异常心率及临床意义

心率异常	心率次数	临床意义
窦性心动过速	窦性心律，成人 >100 次/分；3 岁以下幼儿 >150 次/分	发热、贫血、甲状腺功能亢进症；休克、心力衰竭；使用肾上腺素、阿托品
窦性心动过缓	窦性心律，成人 <60 次/分（一般不低于 40 次/分）	颅内高压、阻塞性黄疸；甲状腺功能减退症、高血钾；使用强心苷、β 受体阻滞剂

2. 心律　心脏搏动的节律。常见心律失常有窦性心律不齐、期前收缩及心房颤动。

表 3-82　常见心律失常的特点及临床意义

心律异常	特　点	临床意义
窦性心律不齐	①吸气心率加快，呼气心率减慢 ②屏住呼吸时心律变为整齐	健康青年及儿童
期前收缩	①提前心脏搏动，后有代偿间歇 ②S_1 增强、S_2 减弱 ③规律性：二联律或三联律	①各种心脏病 ②心脏手术、心导管检查 ③药物作用：奎尼丁、强心苷 ④电解质紊乱：低血钾 ⑤自主神经功能失调
心房颤动	①心律绝对不规则 ②S_1 强弱不等 ③心率快于脉率（脉搏短绌）	二尖瓣狭窄、冠状动脉粥样硬化性心脏病、甲状腺功能亢进症

3. 心音

（1）正常心音 有 4 个。

①通常听到的是第一心音（S_1）和第二心音（S_2）。

②儿童和青少年可听到第三心音（S_3）。

③听到第四心音（S_4）多为病理性。

表 3 - 83 第一心音与第二心音的产生机制及鉴别

鉴别点	S_1	S_2
产生机制	二尖瓣、三尖瓣关闭	主动脉瓣、肺动脉瓣关闭
意义	标志心室收缩	标志心室舒张
声音特点	音强、调低、时限较长 0.1 秒	音弱、调高、时限较短 0.08 秒
最强部位	心尖部	心底部：青少年 $P_2 > A_2$；中年人 $P_2 = A_2$；老年人 $P_2 < A_2$
与心尖搏动的关系	同时出现	不同时，稍迟出现
心音之间时距	$S_1 \to S_2$（收缩期）较短 0.35 秒	$S_2 \to$ 下次 S_1（舒张期）较长 0.45 秒

表 3 - 84 第三心音与第四心音的产生机制及鉴别

鉴别点	S_3	S_4
产生机制	舒张早期心室壁振动	舒张晚期心房收缩及心室壁振动
听诊特点	S_2 之后 0.12～0.18 秒，短而弱	S_1 之前 0.1 秒，低沉
	心尖部、呼气时清楚	心尖部、呼气时清楚
临床意义	见于健康儿童、青少年	听到为病理现象

（2）心音的改变及其临床意义

①心音强度改变

表 3 - 85 心音强度改变的临床意义

心音强度改变	增强	减弱或消失	强弱不等
S_1	二尖瓣狭窄（拍击性 S_1）	二尖瓣关闭不全、主动脉瓣关闭不全	心房颤动
	甲状腺功能亢进症、发热、贫血	主动脉瓣狭窄	频发早搏
	左心室肥大	心肌炎、心肌病、心肌梗死、心力衰竭	完全性房室传导阻滞

心音强度改变	增强		减弱或消失	强弱不等
S_2	主动脉内压力↑：高血压病、主动脉硬化		主动脉内压力↓：主动脉瓣狭窄或关闭不全、低血压	
	肺动脉高压：原发性肺动脉高压症、二尖瓣狭窄、肺源性心脏病		肺动脉内压力↓：肺动脉瓣狭窄或关闭不全	
S_1、S_2同时	S_1、S_2同时↑	胸壁较薄、情绪激动、劳动	S_1、S_2同时↓	左侧胸腔积液、肺气肿
		甲状腺功能亢进症、发热、贫血		心包积液、缩窄性心包炎
				心肌炎、心肌病、心肌梗死

②心音性质改变

表 3-86 心音性质改变的特点及临床意义

心音性质改变	共同特点	两者区别	临床意义
钟摆律	心肌严重病变→心肌收缩力减弱→S_1失去原有特征≈S_2，收缩期≈舒张期	①酷似钟摆"滴答"声 ②心率>100次/分	提示心肌严重病变，见于大面积急性心肌梗死、重症心肌炎
胎心律		①酷似胎儿心音 ②心率>120次/分	

③心音分裂 左、右两侧心室活动不同步→时距较正常明显加大→S_1、S_2的两个主要成分间的时距延长→听诊一个心音分裂成两个声音的现象。

表 3-87 第一心音分裂与第二心音分裂的产生机制及临床意义

	第一心音分裂	第二心音分裂
产生机制	心室收缩→二、三尖瓣关闭明显不同步→时距>0.03秒	心室舒张→主、肺动脉瓣关闭明显不同步→时距>0.035秒
听诊部位	二、三尖瓣听诊区都可听到，但以胸骨左下缘较清楚	肺动脉瓣区听诊较明显
临床意义	①完全性右束支传导阻滞 ②右心衰 ③二尖瓣狭窄或左房黏液瘤	①生理性分裂：深吸气时明显，呼气时消失，见于健康青少年 ②病理性分裂（详见下表）

表 3-88　常见病理性第二心音分裂的类型及临床意义

	一般分裂	固定分裂	反常分裂
瓣膜关闭	A_2 在前，P_2 在后	A_2 在前，P_2 在后	P_2 在前，A_2 在后
特点	吸气明显，呼气不消失	吸气、呼气分裂不变	呼气明显，吸气消失
临床意义	①二尖瓣狭窄、肺动脉瓣狭窄 ②完全性右束支传导阻滞 ③二尖瓣关闭不全、室间隔缺损	房间隔缺损	①左束支传导阻滞 ②主动脉瓣狭窄 ③左心功能不全

4. 额外心音　正常心音之外→听到的附加心音。

按出现时间分为收缩期和舒张期额外心音两大类，以后者多见。三音律 = 病理性 S_3 或 S_4 + S_1、S_2，多见；四音律 = 病理性 S_3、S_4 + S_1、S_2，少见。

表 3-89　额外心音的分类及临床意义

分类	额 外 心 音		临 床 意 义
收缩期	收缩早期喷射音	主动脉喷射音	主动脉瓣狭窄、主动脉瓣关闭不全、主动脉扩张、高血压病
		肺动脉喷射音	肺动脉瓣狭窄、肺动脉高压、肺动脉扩张
	收缩中、晚期喀喇音		二尖瓣脱垂
舒张期	奔马律	舒张早期奔马律（常见左心室奔马律）	左室功能低下、心肌功能严重障碍
		舒张晚期奔马律（房性奔马律）	高心病、主动脉瓣狭窄、严重心肌损害
		重叠奔马律	心功能不全伴心动过速
		舒张期四音律（火车头奔马律）	心肌病、心功能不全
		二尖瓣开放拍击音	二尖瓣狭窄（瓣膜具有一定弹性）

（1）舒张期奔马律　在 S_2 之后出现额外心音 + 原有的 S_1、S_2 = 类似马奔跑时的蹄声（心率快时）。以舒张早期奔马律最常见。

①舒张早期奔马律 = 病理性 S_3 + S_1、S_2。发生机制：舒张早期，心房血液→心室→心室壁（张力和顺应性↓）振动增强所致。

表 3-90　左室奔马律与右室奔马律的特点及临床意义

	左室奔马律	右室奔马律
听诊特点	①心尖部或其内上方清楚 ②呼气末最响	①主动脉瓣第二听诊区或三尖瓣区清楚 ②吸气末最响

续表

	左室奔马律	右室奔马律
临床意义	左室功能低下、心肌功能严重障碍 ①左心衰：心肌梗死、心肌炎 ②二尖瓣关闭不全、主动脉瓣关闭不全 ③左→右分流的先心病：室间隔缺损、动脉导管未闭 ④高心排血量状况：甲状腺功能亢进症、贫血	右室扩张、右心衰 ①肺动脉高压 ②肺动脉瓣狭窄 ③肺源性心脏病

表 3-91　舒张期奔马律与生理性第三心音的区别

区别点	舒张早期奔马律	生理性第三心音
听诊特点	3 个心音时间间隔大致相等、性质相似	S_3 距 S_2 较近、音调较低
心率	>100 次/分	正常或稍慢
临床意义	严重器质性心脏病	健康儿童和青少年

②舒张晚期奔马律 = 病理性 S_4 + S_1、S_2。发生机制：舒张晚期，心房收缩增强及心室壁（张力和顺应性↓）振动所致。

③重叠型奔马律 = 舒张早期奔马律 + 舒张晚期奔马律，在心率相当快时相互重叠所致。

④舒张期四音律　舒张早期奔马律与舒张晚期奔马律同时存在而不重叠。

（2）二尖瓣开放拍击音（开瓣音）

①听诊特点　出现在 S_2 之后约 0.07 秒。音调高而清脆，短促响亮，呈拍击样。心尖部和胸骨左缘三、四肋间隙或两者之间较易听到，呼气时较响。产生机制：二尖瓣狭窄时，舒张早期，左房血液迅速流入左室→二尖瓣迅速开放，又突然受阻→瓣叶振动。

②临床意义　提示二尖瓣狭窄，狭窄的二尖瓣尚具有一定弹性。作为二尖瓣分离术适应证的参考条件之一。

5. 心脏杂音　心音以外具有不同频率、不同强度、持续时间较长的夹杂声音。主要用于心脏瓣膜病及先心病的诊断。

（1）产生机制　心脏血管结构异常或血液动力学改变→层流变为湍流或旋涡→冲击心壁或血管壁→发生振动→心脏杂音。

表 3 – 92 心脏杂音的产生机制

产生机制		常 见 原 因
血流加速	生理性杂音	正常人运动后
	功能性杂音	发热、贫血、甲状腺功能亢进症
瓣膜口狭窄	器质性	二尖瓣狭窄、主动脉瓣狭窄、肺动脉瓣狭窄
	相对性	心室腔或大血管扩大，瓣膜无病变
瓣膜关闭不全	器质性	二尖瓣关闭不全、主动脉瓣关闭不全
	相对性	心室腔或大血管扩大，瓣膜移位
异常通道	室间隔缺损、动脉导管未闭	
心腔内漂浮物	心内膜炎、腱索断裂	
大血管腔瘤样扩张	动脉瘤	

（2）特性　包括最响部位、出现时期、性质、强度、传导方向以及杂音与体位、呼吸和运动的关系。

①最响部位　杂音在某瓣膜听诊区最响，提示该听诊区相应的瓣膜有病变。

②出现时期　收缩期杂音（SM）：S_1、S_2 之间；舒张期杂音（DM）：S_2 与下次 S_1 之间；连续性杂音（CM）：连续出现在收缩期和舒张期，不间断；双期杂音（BM）：收缩期和舒张期均出现，但不连续。临床上，DM 及 CM 均为病理性，SM 为功能性或病理性。

③杂音的性质　二尖瓣区粗糙的吹风样收缩期杂音（SM）：器质性二尖瓣关闭不全；二尖瓣区隆隆样中晚期舒张期杂音（DM）：器质性二尖瓣狭窄；主动脉瓣第二听诊区叹气样舒张期杂音（DM）：器质性主动脉瓣关闭不全；肺动脉瓣区机器样连续性杂音（CM）：动脉导管未闭；乐音样杂音（海鸥鸣或鸽鸣样）：感染性心内膜炎及梅毒性主动脉瓣关闭不全。器质性杂音粗糙，功能性杂音柔和。

④强度与形态　杂音强度与狭窄程度、血流速度、狭窄口两侧压力差和心肌收缩力有关。

表 3-93   收缩期杂音 Levine 6 分级法

分 级		临 床 意 义
1 级	杂音很弱，时间很短，仔细听诊能听到	
2 级	较易听到的弱杂音	表示法："2/6 级代表 2 级，"4/6
3 级	中等响亮易听到的杂音	级代表 4 级
4 级	较响亮的杂音，常伴震颤	意义：≤2/6 级功能性；≥3/6 级
5 级	很响亮，听诊器离开胸壁听不到，均伴震颤	器质性
6 级	极响亮，听诊器稍离胸壁仍可听到，伴强烈震颤	

表 3-94   杂音形态变化及临床意义

杂 音 形 态	临 床 意 义
递减型杂音：强→弱	主动脉瓣关闭不全的舒张期杂音（DM）
递增型杂音：弱→强	二尖瓣狭窄的中晚期舒张期杂音（DM）
递增-递减型（菱形）：弱→强→弱	主动脉瓣狭窄的收缩期杂音（SM）
	动脉导管未闭的连续性杂音（CM）
一贯型杂音：强度大体保持一致	二尖瓣关闭不全的收缩期杂音（SM）

⑤传导方向   传导明显的杂音：二尖瓣关闭不全的收缩期杂音（SM）；主动脉瓣关闭不全的舒张期杂音（DM）；主动脉瓣狭窄的收缩期杂音（SM）。较局限的杂音：二尖瓣狭窄的舒张期杂音（DM）局限于心尖部；肺动脉瓣狭窄的收缩期杂音（SM）局限于肺动脉瓣区。

⑥与体位、呼吸和运动的关系   体位：改变体位可使某些杂音增强。呼吸：深吸气：右心（三尖瓣、肺动脉瓣）的杂音增强；深呼气：左心（二尖瓣、主动脉瓣）的杂音增强。运动：瓣膜狭窄的杂音增强。

表 3-95   杂音特性在心脏瓣膜病及先天性心脏病诊断中的作用

心脏病		部位	时期	性质	传导	强度	呼吸	体位
二尖瓣（器质性）	关闭不全	二尖瓣区	收缩期杂音（SM）	吹风样	左腋下、肩胛下	≥3/6	呼气	仰卧位
	狭窄	二尖瓣区	舒张期杂音（DM）	隆隆样	局限 M 区		呼气	左侧卧位

续表

心脏病		部位	时期	性质	传导	强度	呼吸	体位
主动脉瓣（器质性）	关闭不全	主动脉瓣第二听诊区	舒张期杂音（DM）	叹气样	胸骨下端、心尖部		呼气	前倾坐位
	狭窄	主动脉瓣区	收缩期杂音（SM）	喷射样	胸骨上窝、颈部	≥3/6	呼气	
先心病	室间隔缺损	主动脉瓣第二听诊区	收缩期杂音（SM）	吹风样	E区，可传导	≥3/6	呼气	蹲位
	动脉导管未闭	肺动脉瓣区	连续性杂音（CM）	机器样	P区，可传导		吸气	卧位

（3）各瓣膜区杂音的临床意义

①器质性杂音　产生杂音部位有器质性病变。

②相对性杂音　由心脏大血管扩张所致的瓣膜相对性狭窄或关闭不全所产生的杂音。

③病理性杂音　器质性杂音＋相对性杂音。

④功能性杂音　心脏大血管无器质性病变，由血流加速而引起的杂音。

⑤生理性杂音　健康人运动后所出现的杂音，属功能性杂音范畴。

表3-96　各瓣膜区杂音的临床意义

听诊区	收缩期杂音（SM）	舒张期杂音（DM）	连续性杂音（CM）
二尖瓣区	功能性		
	相对性二尖瓣关闭不全	相对性二尖瓣狭窄	
	器质性二尖瓣关闭不全	器质性二尖瓣狭窄	
主动脉瓣区	相对性主动脉瓣狭窄	相对性主动脉瓣关闭不全	
	器质性主动脉瓣狭窄	器质性主动脉瓣关闭不全	
肺动脉瓣区	功能性		
	相对性肺动脉瓣狭窄	相对性肺动脉瓣关闭不全	
	器质性肺动脉瓣狭窄	器质性肺动脉瓣关闭不全，极少见	
三尖瓣区	相对性三尖瓣关闭不全	三尖瓣狭窄，极少见	
其他部位	室间隔缺损		动脉导管未闭

表 3-97　器质性与功能性收缩期杂音的鉴别

鉴别点	器 质 性	功 能 性
部位	任何瓣膜听诊区	肺动脉瓣区和（或）心尖部
持续时间	长，常占全收缩期，可遮盖 S_1	短，不遮盖 S_1
性质	粗糙吹风样	柔和吹风样
传导	较广而远	比较局限
强度	常≥3/6 级	一般≤2/6 级
心脏大小	有心房和（或）心室增大	正常

表 3-98　二尖瓣区杂音的特点及临床意义

项目	二尖瓣关闭不全		二尖瓣狭窄	
	器质性	相对性	器质性	相对性
时期	收缩期杂音（SM）	收缩期杂音（SM）	舒张期杂音（DM）	舒张期杂音（DM）
性质	粗糙吹风样	柔和吹风样	粗糙隆隆样	柔和隆隆样
强度	≥3/6 级	<3/6 级	递增型	递减型
体征	S_1↓、P_2↑分裂		S_1↑、P_2↑分裂、开瓣音、舒张期震颤	S_1↓、A_2↓

注：主动脉瓣关闭不全所致舒张期杂音，称为奥-弗（Austin Flint）杂音。

表 3-99　器质性与相对性二尖瓣狭窄的鉴别

鉴别点	器 质 性	相 对 性
杂音特点	粗糙递增型中晚期舒张期杂音（DM）	柔和递减型早中期舒张期杂音（DM）
震颤	有	无
S_1	↑	↓
开瓣音	可有	无
心律	房颤	窦性心律
X 线心影	二尖瓣型心脏	主动脉型心脏
脉压	正常	增大

表 3-100　主动脉瓣区杂音的临床意义

项目	主动脉瓣狭窄		主动脉瓣关闭不全	
	器质性	相对性	器质性	相对性
部位	主动脉瓣区	主动脉瓣区	主动脉瓣第二听诊区	主动脉瓣区
时期	收缩期杂音（SM）	收缩期杂音（SM）	舒张期杂音（DM）	舒张期杂音（DM）

续表

项目	主动脉瓣狭窄		主动脉瓣关闭不全	
	器质性	相对性	器质性	相对性
性质	粗糙喷射样	柔和喷射样	叹气样	柔和叹气样
强度	≥3/6 级	<3/6 级	递减型	递减型
体征	$S_1 \downarrow$、$A_2 \downarrow$、S_2 逆分裂、收缩期震颤	$A_2 \uparrow$	$S_1 \downarrow$、$A_2 \downarrow$、周围血管征	$A_2 \uparrow$
临床意义	见于风湿性主动脉瓣狭窄	见于主动脉硬化、高血压性心脏病	见于风湿性主动脉瓣关闭不全	见于主动脉硬化、高血压性心脏病

表 3 - 101　肺动脉瓣区杂音的特点及临床意义

项目	肺动脉瓣狭窄		肺动脉瓣关闭不全	
	器质性	相对性	器质性	相对性
时期	收缩期杂音（SM）	收缩期杂音（SM）		舒张期杂音（DM）
性质	粗糙喷射样	柔和喷射样		柔和叹气样
强度	≥3/6 级	<3/6 级		递减型
体征	$P_2 \downarrow$、S_2 分裂、收缩期震颤	$P_2 \uparrow$		$P_2 \uparrow$
临床意义	多为先天性	见于二尖瓣狭窄	极少见	二尖瓣狭窄、肺心病所致，称为格 - 斯（Graham Steell）杂音

表 3 - 102　三尖瓣区杂音的临床意义

项目	三尖瓣关闭不全		三尖瓣狭窄
	器质性	相对性	器质性
时期	收缩期杂音（SM）	收缩期杂音（SM）	舒张期杂音（DM）
性质	粗糙吹风样	柔和吹风样	隆隆样
强度	≥3/6 级，递减型	<3/6 级，递减型	
临床意义	极少见	见于二尖瓣狭窄引起的右心衰竭	极少见

表 3 - 103　其他部位杂音的临床意义

项目	室间隔缺损	动脉导管未闭
部位	主动脉瓣第二听诊区	肺动脉瓣区
时期	收缩期杂音（SM）	连续性杂音（CM）

续表

项目	室间隔缺损	动脉导管未闭
性质	粗糙喷射样	粗糙机器样
强度	≥3/6 级	递增 – 递减型
体征	$P_2\uparrow$、S_2 分裂、收缩期震颤	$P_2\uparrow$、连续性震颤

表 3 – 104　连续性杂音与双期杂音的鉴别

	连续性杂音	双期杂音
部位	肺动脉瓣区	不定（二尖瓣区或主动脉瓣区）
时期	连续性杂音（CM），无间歇	双期杂音（BM），有间歇
性质	粗糙机器样	不定（吹风样 + 隆隆样；喷射样 + 叹气样）
意义	动脉导管未闭	瓣膜狭窄合并关闭不全（二尖瓣或主动脉瓣）

6. 心包摩擦音

（1）听诊特点

①音质粗糙，似用指腹摩擦耳廓声，近在耳边。

②胸骨左缘第三、四肋间隙处较易听到。

③加压听诊器胸件时增强。

④坐位前倾、深呼气后屏住呼吸时易听到。

（2）临床意义

①各种类型心包炎。

②急性心肌梗死。

③尿毒症。

④心包原发或继发性肿瘤等。

表 3 – 105　心包摩擦音及胸膜摩擦音的鉴别

鉴别点	心包摩擦音	胸膜摩擦音
屏住呼吸	仍可听到	消失
听诊部位	胸骨左缘第三、四肋间	胸廓下侧腋中线处

五、血管检查

1. 视诊

（1）肝颈静脉回流征　用手按压右心衰患者右上腹部肿大肝脏→

颈静脉充盈更加明显。提示肝淤血，见于右心衰、渗出性或缩窄性心包炎。

（2）毛细血管搏动征　用手指轻压患者指甲床末端（或以干净玻片，轻压患者口唇黏膜）→出现红白交替的节律性微血管搏动现象。提示脉压增大，见于主动脉瓣关闭不全、重症贫血、甲状腺功能亢进症等。

2. 触诊

表 3 – 106　临床常见异常脉搏的特点及临床意义

名　称	脉　搏　特　点	临　床　意　义
水冲脉	脉搏骤起骤降，急促有力	脉压增大
交替脉	节律正常，强弱交替出现的脉搏	心肌受损，左心衰体征
重搏脉	触到双重脉搏	伤寒
奇脉（吸停脉）	吸气时脉搏明显减弱或消失	心包填塞
无脉	脉搏消失	休克、多发性大动脉炎

3. 听诊

（1）正常动脉音　在颈动脉及锁骨下动脉→可听到相当于 S_1 与 S_2 的两个声音，此音在其他动脉处听不到。

（2）枪击音与杜氏（Duroziez）双重杂音　听诊器体件放在肱动脉或股动脉→听到"嗒、嗒"音为枪击音→再稍加压力→听到收缩期与舒张期双重杂音为杜氏双重杂音。提示脉压增大。

4. 周围血管征　指脉压增大所出现的体征。

①头部随脉搏呈节律性点头运动。

②颈动脉搏动明显。

③毛细血管搏动征。

④水冲脉。

⑤枪击音。

⑥杜氏双重杂音。

六、常见心脏瓣膜病的主要体征

表 3 - 107　常见心脏瓣膜病心脏检查的主要体征

病变	视诊	触诊	叩诊	听诊
二尖瓣狭窄	①二尖瓣面容 ②心尖搏动向左移位 ③中心性发绀	①心尖搏动向左移位 ②心尖部舒张期震颤	心浊音界呈梨形	①心尖部 S_1 亢进 ②P_2 亢进、分裂 ③开瓣音 ④心尖部较局限的递增型隆隆样舒张中晚期杂音 ⑤肺动脉瓣区 Graham Steell 杂音 ⑥三尖瓣区收缩期杂音
二尖瓣关闭不全	心尖搏动向左下移位	①心尖搏动向左下移位 ②抬举性心尖搏动	心浊音界向左下扩大	①心尖部 S_1 减弱 ②P_2 亢进、分裂 ③心尖部可有 S_3 ④心尖部≥3/6 级较粗糙的吹风样全收缩期杂音，向左腋下及左肩胛下传导
主动脉瓣狭窄	心尖搏动向左下移位	①心尖搏动向左下移位 ②抬举性心尖搏动 ③主动脉瓣区收缩期震颤	心浊音界向左下扩大	①心尖部 S_1 减弱 ②A_2 减弱或消失 ③收缩早期喷射音 ④S_2 逆分裂 ⑤主动脉瓣区≥3/6 级粗糙的递增递减型喷射样收缩期杂音，向颈部传导
主动脉瓣关闭不全	①心尖搏动向左下移位 ②颈动脉搏动明显 ③点头运动 ④毛细血管搏动征	①心尖搏动向左下移位 ②抬举性心尖搏动 ③水冲脉	心浊音界呈靴形	①心尖部 S_1 减弱 ②A_2 减弱或消失 ③主动脉瓣第二听诊区递减型叹气样舒张期杂音，向心尖部传导 ④心尖部柔和的吹风样收缩期杂音 ⑤心尖部 Austin Flint 杂音 ⑥枪击音及杜氏双重杂音

巩固与练习

1. 一位患者心尖搏动位于左侧第六肋间隙锁骨中线外 3 厘米，最可能的原因是（　　）

　　A. 右心室增大　　　　B. 左心室增大　　　　C. 右侧胸腔积液

　　D. 膈肌位置抬高　　　E. 肺气肿

2. 心尖部触及舒张期震颤的疾病是（　　）

A. 主动脉瓣关闭不全   B. 肺动脉瓣狭窄

C. 二尖瓣狭窄   D. 主动脉瓣狭窄

E. 二尖瓣关闭不全

3. 心脏叩诊见：心界向两侧扩大，心脏呈三角烧瓶形，卧位时心底部浊音区增宽，其心脏改变是(   )

A. 左心室增大   B. 右心室增大   C. 全心增大

D. 心包积液   E. 肺动脉段及左心房增大

4. 可闻及舒张期叹气样杂音的疾病是(   )

A. 二尖瓣狭窄   B. 二尖瓣关闭不全

C. 主动脉瓣狭窄   D. 主动脉瓣关闭不全

E. 肺动脉瓣狭窄

5. 下列不属于引起枪击音的原因是(   )

A. 主动脉瓣关闭不全   B. 贫血

C. 甲状腺功能亢进症   D. 发热

E. 主动脉瓣狭窄

参考答案

1. B   2. C   3. D   4. D   5. E

第十节   腹部检查

【考点重点点拨】

1. 全腹膨隆的常见原因及临床意义

2. 腹壁静脉曲张的常见原因及临床意义

3. 腹壁紧张度异常改变的临床意义

4. 腹部压痛及反跳痛的临床意义

5. 肝脏触诊方法及触诊内容

6. 脾肿大分度及临床意义

7. 胆囊触诊常见的异常征象

8. 泌尿系统疾病常用压痛点的名称、部位及临床意义

9. 肝脏叩诊方法及肝浊音界改变的临床意义

10. 移动性浊音的检查方法及临床意义

11. 肠鸣音异常改变的临床意义

12. 常见腹部疾病的体征

一、腹部体表标志与分区

1. 体表标志

表 3 - 108　腹部常用体表标志的作用

名称	部位	作用
肋弓下缘	第八至十肋软骨构成肋弓	腹部体表的上界，腹部九区分法的标志，肝脾测量及胆囊定位
剑突	胸骨下端的软骨	腹部体表的上界，肝的测量
腹上角	两侧肋弓的交角	体型判断及肝的测量
脐	前面位于腹部中心，向后投影平第三至四腰椎之间	腹部四区分法的标志，此处易发生脐疝
髂前上棘	髂嵴前方突出点	腹部九区分法的标志，骨穿的常用部位
腹直肌外缘	锁骨中线的延续	常为手术切口，胆囊定位
腹中线	前正中线的延续	腹部四区分法的垂直线，此处易发生白线疝
腹股沟韧带	腹部体表的下界	找寻股动、静脉的标志，腹股沟疝好发部位
耻骨联合	两耻骨间的纤维软骨连接	腹部体表的下界
肋脊角	背部第十二肋骨与脊柱的交角	检查肾脏叩击痛的部位

2. 腹部分区

（1）四区法　脐水平线与腹中线在脐相交，将脐部分为右上腹部、左上腹部、右下腹部及左下腹部。

（2）九区分法　两条水平线与两条垂直线相交，水平线：上为肋弓线，下为髂棘线；垂直线：左、右腹直肌外缘。将腹部分为右上腹部（右季肋部）、上腹部、左上腹部（左季肋部）、右侧腹部（右腰部）、中腹部（脐部）、左侧腹部（左腰部）、右下腹部（右髂部）、下腹部、左下腹部（左髂部）。

二、视诊

（一）腹部外形

1. 正常腹部外形

（1）腹部平坦　前腹壁与胸骨下端至耻骨联合在同一平面。

（2）腹部饱满　前腹壁稍高于胸骨下端与耻骨联合的平面。

（3）腹部低平　前腹壁稍低于胸骨下端与耻骨联合的平面。

2. 腹部外形明显膨隆或凹陷具有病理意义

（1）腹部膨隆　平卧位时前腹壁明显高于胸骨下端与耻骨联合的平面。

①全腹膨隆

表 3-109　全腹膨隆的常见原因及临床意义

常见原因	表现特点	临 床 意 义
腹腔积液	腹部呈蛙状	肝硬化晚期、心力衰竭、缩窄性心包炎、腹膜转移癌、肾病综合征、腹膜炎
腹内积气：胃肠胀气（气体在胃肠道内），气腹（气体在胃肠道外）	腹部呈球形	肠梗阻、肠麻痹、人工气腹、胃肠穿孔
腹内巨大包块	腹部呈球形	巨大卵巢囊肿

②局部膨隆　由腹内脏器肿大、肿瘤、炎性包块、腹壁肿物和疝所致。

表 3-110　常见局部膨隆的临床意义

位　　置	临 床 意 义
右上腹部	常见于肝肿大、胆囊肿大、结肠肝曲肿瘤
上腹部	常见于肝左叶肿大、胃癌、胃扩张、胰腺肿瘤或囊肿
左上腹部	常见于脾肿大、结肠脾曲肿瘤、巨结肠
右侧腹部	常见于右侧多囊肾、巨大肾上腺肿瘤、肾盂大量积水或积脓
中腹部	常见于脐疝、腹部炎性肿块
左侧腹部	常见于左侧多囊肾、巨大肾上腺肿瘤、肾盂大量积水或积脓
右下腹部	常见于回盲部结核或肿瘤、Crohn 病及阑尾周围脓肿

续表

位　　置	临　床　意　义
下腹部	常见于卵巢囊肿、卵巢癌、子宫肌瘤、充盈的膀胱
左下腹部	常见于降结肠及乙状结肠肿瘤或干结粪块

（2）腹部凹陷　平卧位时前腹壁明显低于胸骨下端与耻骨联合的平面。全腹凹陷意义更大，表现为舟状腹，见于显著消瘦、严重脱水及恶病质等。

（二）呼吸运动

1. 减弱或消失 $\begin{cases} 减弱：见于膈肌运动受限。 \\ 消失：见于急性弥漫性腹膜炎、膈肌麻痹。 \end{cases}$

2. 增强　见于肺部或胸膜疾病。

（三）腹壁静脉曲张

腹壁静脉曲张：门静脉、上腔静脉、下腔静脉循环障碍→形成侧支循环→腹壁静脉迂曲、扩张状态。

表 3 – 111　腹壁静脉曲张的常见原因及临床意义

常见原因	曲张静脉分布特点	静脉血流方向
门静脉循环障碍	以脐为中心向四周放射（水母头状）	脐以上静脉血流向上，脐以下静脉血流向下
上腔静脉阻塞	上腹壁或胸壁	向下
下腔静脉阻塞	腹壁两侧	向上

（四）蠕动波

蠕动波指胃肠蠕动过程中呈现一连串波浪式运动。

表 3 – 112　常见蠕动波的临床意义

蠕动波特点	胃型或肠型特点	临床意义
左上腹部，蠕动波从左→右或从右→左	胃型	幽门梗阻
脐部	阶梯状肠型	小肠梗阻
腹部周边，上腹部蠕动波从右→左	宽大肠型	结肠远端梗阻

（五）腹壁皮肤

表 3-113　常见腹壁皮肤异常的临床意义

皮肤异常改变类型	表 现 特 点	临 床 意 义
皮疹	沿肋间神经走行分布的疱疹	带状疱疹
	上腹部玫瑰疹	伤寒
腹纹	白纹：下腹部	过度肥胖、大量腹水、妊娠纹
	紫纹：下腹部、臀部、股外侧、肩背部	库欣综合征、长期应用激素
色素	左腰部大片青紫	急性出血性胰腺炎
	脐周皮肤呈蓝色	腹壁或腹腔内出血

三、触诊

（一）腹壁紧张度

表 3-114　腹壁紧张度改变的临床意义

异常改变范围		部位及表现特点	临 床 意 义
腹壁紧张	局限性	右下腹肌紧张	急性阑尾炎
		右上腹肌紧张	急性胆囊炎
		上腹或左上腹肌紧张	急性胰腺炎
	全腹	板状腹	急性弥漫性腹膜炎
		揉面感或柔韧感	结核性腹膜炎、癌性腹膜炎
腹壁松弛	全腹	降低：腹壁松软无力	慢性消耗性疾病、放腹水后、严重脱水
		消失：腹壁张力消失	脊髓损伤所致腹肌瘫痪、重症肌无力
	局限性	局部的腹肌瘫痪或缺陷	较少见，如腹壁疝

（二）压痛及反跳痛

腹部压痛及反跳痛的临床意义。

1. 压痛

（1）由浅入深触诊腹部→发生疼痛，压痛点→压痛局限于某一部位。

（2）临床意义

①阑尾点压痛　急性阑尾炎。

②胆囊点压痛　急性胆囊炎。

2. 反跳痛

（1）检查压痛时，突然移去手指，患者腹痛加剧。

（2）临床意义　提示腹膜壁层有炎症。

3. 腹膜刺激征

（1）包括腹壁紧张、压痛、反跳痛。

（2）临床意义　急性腹膜炎。

（三）腹部肿块

1. 腹部肿块的原因　肿大或异位的脏器、肿瘤或囊肿、炎性组织等。

2. 触诊腹部肿块应注意下列各点。

①部位。

②大小。

③形态。

④质地。

⑤压痛。

⑥移动度。

⑦搏动性。

⑧肿块与腹壁或邻近器官的关系。

（四）波动感（液波震颤）

左手掌平贴于腹壁一侧→右手手指叩击腹部另一侧→可感到液波震颤。用于诊断腹水，腹水 3000～4000ml 以上。

（五）腹部器官触诊

1. 肝脏触诊

（1）触诊方法　右手单手或双手触诊法。

①患者仰卧位，两腿稍屈曲使腹壁松弛。

②医生站在患者右侧，左手托住右侧后腰部，拇指固定于右肋下缘。

③右手平放于脐部右侧，示指与中指桡侧缘，自下而上向右肋缘移动。

④与患者的腹部呼吸运动相配合。

（2）触诊内容

表3-115　肝脏触诊应注意的内容

触诊内容	正常肝脏	异常表现		临　床　意　义
大小	不易触到，或右肋下＜1cm、剑突下＜3cm	肝肿大	弥漫性	肝炎、肝淤血、脂肪肝、肝硬化早期、白血病
			局限性	肝脓肿、肝肿瘤、肝囊肿
		肝缩小		肝坏死、肝硬化晚期
质地	质软：如触口唇	质韧：如触鼻尖		慢性肝炎、肝淤血
		质硬：如触前额		肝癌、肝硬化
		囊性感		肝脓肿、肝囊肿
表面形态	表面光滑，边缘整齐，厚薄一致	表面光滑，边缘圆钝		脂肪肝、肝淤血
		表面不光滑，均匀小结节，边缘锐利		肝硬化
		表面凹凸不平，大小不等结节，边缘不整		肝癌
压痛	无	弥漫性轻度		急性肝炎、肝淤血
		局限性剧烈		肝脓肿
肝颈静脉回流征	无	压迫肝脏颈静脉充盈更明显		肝淤血：右心衰竭、渗出性或缩窄性心包炎

表3-116　常见肝脏疾病肝脏触诊的表现

肝脏病	大小	质地	表面形态	压痛
急性肝炎	轻度肿大	质稍韧	表面光滑，边缘钝	弥漫性轻度
慢性肝炎	明显肿大	质韧	表面光滑，边缘钝	较轻
肝淤血	中度或明显肿大	质韧	表面光滑，边缘圆钝	弥漫性轻度
脂肪肝	轻度或明显肿大	质稍韧	表面光滑，边缘圆钝	无
肝硬化	早期肿大，晚期缩小	质硬	表面不光滑，均匀小结节，边缘锐利	无
肝癌	逐渐肿大	质硬	表面凹凸不平，大小不等结节，边缘不整	无明显压痛或局限性压痛

2. 脾脏触诊

（1）触诊方法及临床应用

①浅部触诊法　医师一手轻放于腹部滑动触诊。临床应用于脾脏肿大明显，位置表浅。

②双手触诊法　与肝脏触诊的区别：医师左手从被检查者腹前方绕过，放在左胸部外侧第七至第十肋处；右手掌平放于脐部，与左肋弓呈垂直方向触诊。临床应用于肿大的脾脏位置较深时。轻度肿大右侧卧位双手触诊法。

（2）脾肿大的测量

表3-117　脾肿大的测量及临床应用

名　称	测　量　方　法	临　床　应　用
甲乙线（第一线）	左锁骨中线与左肋缘交点至脾下缘的距离	轻度肿大只测甲乙线；中度以上肿大测3条线
甲丙线（第二线）	左锁骨中线与左肋缘交点至脾最远端的距离	
丁戊线（第三线）	脾右缘至前正中线的垂直距离（＋、－）	

（3）临床意义　正常脾脏触不到。

①脾表面囊性感　见于脾囊肿。

②脾压痛　见于脾脓肿、脾梗死。

③脾摩擦感和明显压痛　见于脾周围炎或脾梗死。

表3-118　脾肿大的分度及临床意义

分　度	分度标准	临　床　意　义
轻度肿大	≤左肋下3cm	急慢性肝炎、伤寒、败血症、系统性红斑狼疮
中度肿大	左肋下3cm→脐水平线	肝硬化、慢性淋巴细胞性白血病、淋巴瘤
高度肿大（巨脾）	超过脐水平线或腹中线	慢性粒细胞性白血病、淋巴肉瘤、恶性组织细胞病

3. 胆囊触诊

（1）触诊方法　单手深部滑行触诊法，触诊要领同肝脏触诊。

（2）临床意义　正常胆囊触不到。

①急性胆囊炎　胆囊肿大呈囊性感，压痛明显。

②胆管壶腹周围癌　胆囊肿大呈囊性感，无压痛。

③胆囊结石或胆囊癌　胆囊肿大呈实性感。

表 3 – 119　胆囊触诊常见的体征及临床意义

体　征	表　现　特　点	临　床　意　义
库瓦济埃征	胆总管阻塞→胆囊显著肿大，无压痛，伴黄疸进行性加深	胰头癌
墨菲征	左手掌放在被检查者的右肋缘部，将拇指放在胆囊点加压，嘱被检查者深吸气，因疼痛屏气为阳性	急性胆囊炎

4. 肾脏触诊

（1）触诊方法　双手触诊法，触诊要领同肝脏和脾脏触诊。

（2）临床意义　正常人肾脏多触不到，肾下垂、游走肾、肾肿大时可触及。

表 3 – 120　肾脏触诊的临床意义

触到肾脏的原因	表　现　特　点	临　床　意　义
肾下垂	深吸气时能触到1/2以上的肾脏	瘦长体型
游走肾	肾下垂明显并能向腹腔各个方向移动	先天性
肾肿大	肾质地柔软富有弹性，可触到波动感	肾盂积水或积脓
	一侧或两侧肾脏不规则形增大，有囊性感	多囊肾
	表面不平，质地坚硬	肾肿瘤

表 3 – 121　泌尿系统疾病常用压痛点的名称、部位及临床意义

名　称	部　位	临　床　意　义
肋脊点（肋脊角）	背部第十二肋骨与脊柱交角的顶点	①肾脏炎症性疾病：肾盂肾炎、肾脓肿、肾结核 ②肾脏疾病
肋腰点（肋腰角）	第十二肋骨与腰肌外缘交角的顶点	
季肋点（前肾点）	第十肋骨前端	
上输尿管点	脐水平线与腹直肌外缘相交点	输尿管疾病：输尿管结石、结核、化脓性炎症
中输尿管点	髂前上棘水平线腹直肌外缘相交点	

四、叩诊

（一）腹部叩诊音

正常腹部除肝、脾所在部位为浊音或实音外，其余部位均为鼓音。明显鼓音见于胃肠高度胀气、人工气腹和胃肠穿孔；浊音或实音见于肝脾极度肿大、腹腔内肿瘤和大量腹水。

（二）腹部脏器叩诊

1. 肝脏叩诊

（1）叩诊方法　间接叩诊法，沿右锁骨中线、右腋中线和右肩胛线→由上（肺区）向下（腹部）叩诊。肝上界：肝相对浊音界：清音→浊音；肝绝对浊音界（右肺下界）：浊音→实音。肝下界：继续下叩，实音→鼓音。

（2）正常肝脏浊音界　肝浊音区上、下径9~11cm。

表3-122　正常肝脏浊音界

标志线	上　界	下　　界
右锁骨中线	第五肋间	右肋下缘
右腋中线	第七肋间	第十肋骨水平
右肩胛线	第十肋间	不易叩出

（3）临床意义

表3-123　肝浊音界改变的临床意义

项　目	肝浊音界改变	临床意义
体型的影响	上移1个肋间	矮胖型
	下移1个肋间	瘦长型
异常改变	肝浊音界上移	右肺不张、膈肌上升
	浊音界下移	肺气肿、右侧张力性气胸
	肝浊音界扩大	肝肿大
	肝浊音界缩小	肝缩小、胃肠胀气
	消失代以鼓音	急性胃肠穿孔、人工气腹
	肝区叩击痛	肝炎、肝脓肿、肝癌

2. 脾脏叩诊　右侧卧位，沿左腋中线由上向下轻叩法叩诊。

脾浊音界改变的临床意义如下：

（1）正常脾浊音区　长：左腋中线第九至第十一肋间；宽：4~7cm，前方不超过腋前线。

（2）脾浊音区扩大　见于各种原因引起的脾肿大。

（3）脾浊音区缩小　见于左侧气胸、肺气肿、胃扩张、肠胀气。

3. 胃泡鼓音区

（1）正常胃泡鼓音区　上界为横膈及肺下缘，下界为肋弓，左界为脾脏，右界为肝左缘。

（2）胃泡鼓音区明显扩大　见于胃扩张、幽门梗阻。

（3）胃泡鼓音区明显缩小　见于心包积液、左侧胸腔积液、肝左叶肿大、脾肿大。

（4）胃泡鼓音区消失变成浊音　见于急性胃扩张（进食过多）、溺水患者。

4. 肾脏叩诊　肾区叩击痛阳性见于肾盂肾炎、肾炎、肾结石、肾结核及肾周围炎。

5. 膀胱叩诊　以下3种情况耻骨上方叩诊均出现浊音。

表 3 − 124　膀胱叩诊的临床意义及鉴别诊断

浊音区改变特点	临 床 意 义	鉴 别 诊 断
凸向脐部的圆形浊音区	尿潴留	排尿后浊音区→鼓音
耻骨上方浊音区	妊娠子宫、子宫肌瘤、卵巢囊肿	排尿后浊音区不消失
弧形上缘凹向脐部的浊音区	腹水	排尿后浊音区不消失

（三）腹水的叩诊（移动性浊音）

1. 因体位不同而出现浊音区变动的现象，称为移动性浊音。

2. 临床意义　诊断腹水，游离腹水 > 1000ml。见于右心衰竭、缩窄性心包炎、肾炎、肝硬化晚期、腹膜炎。

表 3 − 125　移动性浊音的检查方法

体　位	叩　诊　部　位	叩　诊　音　响
仰卧位	腹两侧	浊音
	腹中部	鼓音
侧卧位	下侧腹部	浊音
	上侧腹部	鼓音

3. 巨大卵巢囊肿与腹水的鉴别

（1）浊音区部位不同　腹中部浊音，腹两侧鼓音。

（2）尺压试验　尺节奏性跳动的是卵巢囊肿，腹水为尺无跳动现象。

（3）体位改变浊音区不移动。

五、听诊

1. 肠鸣音　为肠蠕动时肠管内气体和液体随之流动，产生气过水声（断断续续的"咕噜"声）。正常脐部听诊清楚，4~5次/分钟。

表3-126　肠鸣音异常改变的临床意义

肠鸣音改变	判断标准	临床意义
肠鸣音活跃	>10次/分钟，但音调不高亢	急性肠炎、胃肠道大出血、服泻药后
肠鸣音亢进	次数增多，响亮、高亢的金属音	机械性肠梗阻
肠鸣音减弱	每3~5分钟1次	电解质紊乱、胃肠蠕动力低下
肠鸣音消失	3~5分钟听不到	急性腹膜炎、麻痹性肠梗阻、肠麻痹

2. 振水音　空腹或餐后6小时以上有振水音，提示胃内液体潴留过多，见于幽门梗阻、胃下垂、胃扩张、胃液分泌过多。

3. 血管杂音

表3-127　腹部常见血管杂音的特点及临床意义

血管杂音特点	伴有体征	临床意义
中腹部收缩期血管杂音	搏动性肿块	腹主动脉瘤
	下肢血压<上肢血压	腹主动脉狭窄
上腹两侧收缩期血管杂音	上、下肢血压升高	肾动脉狭窄
肿块部位收缩期血管杂音	上腹部触到肿块	左叶肝癌
脐周或上腹部连续性静脉嗡鸣音	腹壁静脉曲张	肝硬化门静脉高压

六、腹部常见疾病的体征

表3-128　腹部常见疾病的主要体征

常见疾病	门脉性肝硬化（门脉高压）	急性弥漫性腹膜炎
望诊	①腹部膨隆（蛙状腹） ②脐疝 ③腹部呼吸运动减弱或消失 ④腹壁静脉曲张	①腹部膨隆 ②腹部呼吸运动减弱或消失
触诊	①波动感 ②脾肿大	腹膜刺激征：腹肌紧张、压痛、反跳痛、板状腹

续表

常见疾病	门脉性肝硬化（门脉高压）	急性弥漫性腹膜炎
叩诊	①移动性浊音 ②肝浊音区缩小	①移动性浊音 ②肝浊音区缩小或消失
听诊	①肠鸣音减弱或消失 ②脐周或上腹部连续性静脉嗡鸣音	肠鸣音减弱或消失

巩固与练习

1. 腹部触诊出现揉面感的疾病是（　　）

   A. 急性腹膜炎　　　　B. 结核性腹膜炎　　　C. 急性胆囊炎

   D. 急性阑尾炎　　　　E. 急性肠炎

2. 出现墨菲（Murphy）征阳性的疾病是（　　）

   A. 急性阑尾炎　　　　B. 急性胆囊炎　　　　C. 急性腹膜炎

   D. 结核性腹膜炎　　　E. 胆石症

3. 一位患者肝相对浊音界在右锁骨中线第五肋间，右肋下 3 厘米可触及肝脏下缘，质稍韧，有压痛，这位患者的肝脏是（　　）

   A. 肝缩小　　　　　　B. 肝上移　　　　　　C. 肝下移

   D. 肝肿大　　　　　　E. 正常肝脏

4. 出现肝浊音区消失的常见疾病是（　　）

   A. 膈下脓肿　　　　　B. 急性肝坏死　　　　C. 急性胃肠穿孔

   D. 肝癌　　　　　　　E. 肺气肿

5. 下列不属于急性弥漫性腹膜炎体征的是（　　）

   A. 腹部膨隆　　　　　B. 压痛与反跳痛　　　C. 腹肌紧张

   D. 肠鸣音消失　　　　E. 腹壁静脉曲张

参考答案

1. B　2. B　3. D　4. C　5. E

第十一节 肛门、直肠检查

【考点重点点拨】

1. 肛门与直肠视诊检查异常改变的表现特点
2. 肛门与直肠触诊检查异常改变的表现特点

表 3 – 129 常见肛门与直肠异常改变的表现特点及临床意义

检查方法	异常改变	表 现 特 点	临 床 意 义
视诊	肛门闭锁与狭窄	①闭锁：没有肛门孔道，不能排便 ②狭窄：肛门孔道狭窄，排便困难	新生儿先天性畸形
	肛门感染	肛门周围有局限性红肿及压痛	肛门周围脓肿
	肛裂	肛门可见裂口，触诊时有明显触压痛	肛门黏膜裂伤
	痔	外痔：肛门外口紫红色包块，表面为皮肤	直肠上静脉扩张
		内痔：肛门内口紫红色包块，表面为黏膜	直肠下静脉扩张
		混合痔：具有外痔与内痔的特点	
	肛瘘	是直肠、肛管与肛门周围皮肤相通的瘘管。肛门周围有瘘管开口，伴脓性分泌物流出	继发于肛管或直肠周围脓肿
	直肠脱垂（脱肛）	直肠黏膜部分脱垂：肛门外紫红色球状突出物，用力排便明显，停止排便回复至肛门内	
		直肠黏膜全层脱垂：椭圆形块状突出物，表面有环行皱襞，停止排时不易回复	
触诊	肛裂	剧烈触痛	肛门黏膜裂伤
	脓肿	触及波动感	肛门、直肠周围脓肿
	息肉	触及表面柔软光滑、有弹性的小包块	直肠息肉
	肿瘤	触到坚硬凹凸不平的包块	直肠癌

巩固与练习

1. 由直肠下静脉扩张所致的体征是（   ）

   A. 肛裂　　　　　　B. 肛瘘　　　　　　C. 混合痔

   D. 内痔　　　　　　E. 外痔

2. 导致肛瘘常见的原因是（   ）

A. 直肠周围脓肿　　　B. 肛门黏膜裂伤　　　C. 直肠息肉

D. 直肠癌　　　　　　E. 直肠静脉扩张

3. 直肠指诊有剧烈触痛考虑的是(　　)

A. 混合痔　　　　　　B. 肛瘘　　　　　　　C. 肛裂

D. 内痔　　　　　　　E. 外痔

参考答案

1. D　2. A　3. C

第十二节　脊柱与四肢检查

【考点重点点拨】

1. 脊柱后凸的表现特点及临床意义

2. 脊柱活动受限的临床意义

3. 匙状甲与杵状指（趾）的表现特点及临床意义

4. 膝关节变形的表现特点及临床意义

一、脊柱检查

(一) 脊柱弯曲度

正常脊柱有4个弯曲部位，即颈椎弯曲、胸椎弯曲、腰椎弯曲、骶椎弯曲，称为生理弯曲。直立位时无脊柱侧凸。

表3-130　脊柱弯曲度改变的表现特点及临床意义

弯曲度改变	表　现　特　点		临床意义
脊柱后凸（驼背，多发生于胸椎）	小儿脊柱后凸	①坐位胸段明显均匀性后凸 ②卧位时后凸消失	佝偻病
	青少年脊柱后凸	①多发生在胸椎下段 ②棘突向后明显突出，成角畸形；胸椎下段均匀性后凸	胸椎椎体结核、发育期姿势不良或脊椎骨软骨炎

续表

弯曲度改变		表 现 特 点		临床意义
脊柱后凸 （驼背，多 发生于胸 椎）	成年人脊柱后凸	①胸椎呈弧形后凸 ②脊椎强直固定 ③仰卧位不能伸直		强直性脊柱炎
	老年人脊柱后凸	①多发生在胸椎上段 ②胸椎椎体被压缩		骨质退行性变
	不同年龄脊柱后凸	胸椎压缩性骨折		外伤
脊柱前凸 （多发生于 腰椎）		①腹部明显向前突 ②臀部明显向后突		妊娠晚期、大量腹水、 腹腔巨大肿瘤、髋关节 结核、先天性髋关节脱位
脊柱侧凸	姿势性侧凸	①无脊柱结构异常 ②改变体位可使侧凸消失		儿童发育期姿势不良、 一侧下肢较短、椎间盘 突出症、脊髓灰质炎后 遗症
	器质性侧凸	①脊柱曲度固定 ②改变体位不能纠正		先天性、特发性、胸膜 肥厚粘连、肩部畸形

（二）脊柱活动度及压痛与叩击痛

表 3 - 131　脊柱活动度、压痛与叩击痛的检查方法及临床意义

检查内容	检查方法	表现特点	临床意义
脊柱活动度	颈段：固定肩部 腰段：固定骨盆 做前屈、后伸、侧弯、 旋转动作	活动受限	软组织损伤：韧带劳损、肌纤维炎
			骨质增生：增生性关节炎
			脊椎骨折或脱位：外伤
			骨质破坏：脊椎结核、肿瘤
			椎间盘突出：腰椎间盘突出
压痛	用右手拇指按压脊椎 棘突	受损部位 压痛	脊椎结核、棘间韧带损伤、脊椎骨折、 椎间盘突出症
	用右手拇指按压椎旁 肌肉	脊椎两旁 肌肉压痛	腰背肌劳损或肌纤维炎
叩击痛	间接叩击法	受损部位 叩击痛	脊椎结核、脊椎骨折、椎间盘突出症
	直接叩击法		

二、四肢与关节检查

（一）四肢形态异常

表 3 - 132　常见四肢形态异常的表现特点及临床意义

异常改变	表现特点	临床意义
匙状甲（反甲）	指甲中部凹陷，边缘翘起	缺铁性贫血
	指甲变薄，表面粗糙有条纹	
杵状指（趾）	末端指节明显增宽、增厚	①呼吸系统疾病：支气管扩张症 ②心血管系统疾病：先心病 ③营养障碍性疾病：肝硬化
	指甲从根部到末端呈弧形隆起	
	基底角≥180°	
肢端肥大症	肢体末端异常粗大	肢端肥大症、巨人症
膝内、外翻	膝内翻（O形腿）：直立位两踝并拢，两膝远离	佝偻病、大骨节病
	膝外翻（X形腿）：直立位两膝靠拢，两踝分离	
肌肉萎缩	视诊：肌肉组织体积缩小	神经营养障碍及长期肢体失用
	触诊：肌肉松软无力	
下肢静脉曲张	小腿静脉怒张、弯曲	长期从事站立性工作者及栓塞性静脉炎
	局部皮肤紫暗或色素沉着	

（二）关节变形

表 3 - 133　常见关节变形的表现特点及临床意义

部位	病变	表现特点	临床意义
指关节变形	梭形关节	两侧对称性指骨间关节增生，关节梭状畸形	类风湿关节炎
	爪形手	手关节呈鸟爪样变形	进行性肌萎缩、脊髓空洞症
腕关节变形	滑膜炎	腕关节背面和掌面结节状隆起，触之柔软有压痛	类风湿关节炎
	腱鞘囊肿	腕关节背面或桡侧圆形无痛性隆起，表面光滑，基底固定，触之坚韧	肌腱或关节慢性损伤
膝关节变形	关节炎	两侧膝关节不对称，红、肿、热、痛，活动障碍	风湿性关节炎活动期
	关节腔积液	关节周围明显肿胀，浮髌现象阳性	风湿性关节炎、结核性关节炎

巩固与练习

1. 表现为两侧对称性指骨间关节增生，关节呈梭状畸形的疾病是（　　）

　　A. 风湿性关节炎　　　　B. 结核性关节炎　　　　C. 大骨节病

　　D. 类风湿关节炎　　　　E. 肢端肥大症

2. 青少年脊柱后凸常见的疾病是（　　）

　　A. 强直性脊柱炎　　　　　　　　B. 胸椎椎体结核

　　C. 腰椎间盘突出症　　　　　　　D. 脊髓灰质炎

　　E. 脊椎肿瘤

3. 可出现匙状甲的疾病是（　　）

　　A. 先心病　　　　　　　B. 肢端肥大症　　　　　C. 肝硬化

　　D. 支气管扩张症　　　　E. 缺铁性贫血

参考答案

1. D　2. B　3. E

第十三节　神经系统检查

【考点重点点拨】

1. 动眼神经、面神经、舌下神经麻痹临床表现

2. 常见感觉障碍的类型及临床意义

3. 随意运动检查的临床意义

4. 浅反射检查所包括的项目名称及角膜反射的临床意义

5. 深反射检查所包括的项目名称及临床意义

6. 病理反射所包括的项目名称及临床意义

7. 脑膜刺激征所包括的项目名称及临床意义

一、脑神经检查

脑神经共 12 对，包括：单纯感觉神经：嗅神经、视神经、位听神经；单纯运动神经：动眼神经、滑车神经、外展神经、副神经和舌下神经；混合神经：三叉神经、面神经、舌咽神经和迷走神经。

（一）嗅神经（Ⅰ）和视神经（Ⅱ）

表 3 - 134 嗅神经和视神经检查的方法及临床意义

	嗅 神 经	视 神 经
功能	司嗅觉。嗅觉中枢位于大脑颞叶，感受器在鼻黏膜	司视觉。视觉中枢位于大脑枕叶，感受器在视网膜
检查法	辨别各种嗅到的气味	检查视力、视野和眼底
临床意义	①一侧嗅觉丧失：提示同侧嗅球或嗅丝的病变，见于额叶底部肿瘤 ②两侧嗅觉丧失：见于鼻黏膜病变 ③嗅幻觉：见于颞叶肿瘤 ④嗅觉过敏：见于癔症	①同侧 1/4 视野缺损：部分视放射及视中枢损伤 ②同向偏盲：一侧视束损伤 ③一侧全盲：一侧视神经损伤 ④两颞侧偏盲：视交叉中部损伤

（二）动眼神经（Ⅲ）、滑车神经（Ⅳ）及展神经（Ⅵ）

表 3 - 135 动眼神经、滑车神经及展神经检查的方法及临床意义

	功 能	检 查 法	临 床 意 义
动眼神经	支配： ①上、下、内直肌 ②下斜肌 ③上睑提肌 ④瞳孔括约肌	①眼裂：眼裂大小、眼睑下垂 ②眼球：眼球突出、眼球凹陷、眼球震颤、眼球运动 ③斜视、复视 ④瞳孔：瞳孔大小与形状、对光反射、调节聚合反射	①眼球不能向上、下、内转动 ②眼球向外下方斜视，复视 ③上睑下垂 ④瞳孔扩大 ⑤对光、调节聚合反射消失
滑车神经	支配：上斜肌		①眼球向外下方运动能力减弱 ②有复视，无斜视
展神经	支配：外直肌		①眼球不能外展 ②有复视，内斜视

霍纳综合征（Horner） 表现为：同侧眼睑下垂、瞳孔缩小、眼球内陷、面部少汗或无汗。见于一侧脑干或颈交感神经受损。

（三）三叉神经（Ⅴ）

表 3－136　三叉神经检查的方法及临床意义

	感 觉 神 经	运 动 神 经
功能	面部、口腔及头顶部感觉	咀嚼和张口运动
检查法	分别在 3 支体表分布区检查：触觉、痛觉、温度觉	①咬合动作 ②张口动作
临床意义	感觉神经受损： ①三叉神经痛：面部剧痛，突然发作；在眶上孔、上颌孔、颏孔处有压痛点 ②三叉神经感觉支受损：表现为相应分布区感觉障碍及角膜反射消失	运动神经受损： ①一侧运动支受损：患侧咀嚼肌瘫痪，咬合无力，张口下颌偏斜 ②两侧运动支受损：口半张，不能咀嚼

（四）面神经（Ⅶ）和舌下神经（Ⅻ）

表 3－137　面神经与舌下神经的功能及检查方法

	面 神 经	舌 下 神 经
功能	支配面部表情肌运动及舌前 2/3 味觉	舌肌运动
神经核所受支配	神经核位于脑桥，分上、下两部分 ①上部受双侧大脑皮质运动区支配 ②下部只受对侧大脑皮质运动区支配	神经核位于延髓，只受对侧大脑皮质运动区支配
检查法	①观察额纹、眼裂 ②观察鼻唇沟、口角 ③皱额、皱眉、闭眼 ④露齿、鼓腮、吹口哨 ⑤测试舌前 2/3 味觉	①观察伸舌方向 ②注意舌肌萎缩 ③注意舌肌颤动

表 3－138　中枢型和周围型面神经麻痹的鉴别

鉴别点	中枢型面瘫	周围型面瘫
病变部位	面神经核以上受损	面神经核或面神经受损
临床表现	病变对侧面下部表情肌瘫痪	病变侧整个面部表情肌瘫痪
鉴别	额纹存在，闭眼正常	额纹消失，不能闭眼；角膜反射消失；舌前 2/3 味觉丧失
临床意义	脑血管病	受寒、耳部或脑膜感染

表 3 - 139　中枢型和周围型舌下神经麻痹鉴别

鉴别点	中枢型舌瘫	周围型舌瘫
病变部位	舌下神经核以上受损	舌下神经核或舌下神经受损
临床表现	病变对侧舌肌瘫痪	病变侧舌肌瘫痪
伸舌方向	偏向病变对侧	偏向病变侧
鉴别	无舌肌萎缩	有舌肌萎缩
临床意义	脑血管病	多发性神经炎

（五）舌咽神经（Ⅸ）和迷走神经（Ⅹ）

表 3 - 140　舌咽神经和迷走神经的功能和检查方法

	舌 咽 神 经	迷 走 神 经
功能	①舌后1/3味觉及咽部一般感觉 ②咽肌运动	①咽、喉部感觉与运动 ②内脏器官平滑肌运动
检查法	①张口：观察腭垂位置、软腭高度 ②发音：有无发音嘶哑，软腭上抬是否有力 ③吞咽：有无吞咽困难、饮水呛咳 ④咽反射：用压舌板轻触咽后壁	

　　延髓性麻痹　舌咽神经、迷走神经或其核受损时出现声音嘶哑、吞咽困难、咽部感觉丧失、咽反射消失，常伴舌肌萎缩，称延髓性麻痹或球麻痹。

表 3 - 141　真性球麻痹与假性球麻痹的鉴别

鉴别点	真性球麻痹（延髓麻痹）	假性球麻痹（假性延髓麻痹）
病变部位	两侧舌咽、迷走神经或核受损	两侧皮质脑干束受损
咽反射	消失	存在
舌肌萎缩	有	无
软腭上抬	不能	能
双侧锥体束征	无	有
临床意义	脑干脑炎、多发性神经炎	较少见，两侧脑血管病

（六）前庭神经（Ⅷ）

1. 听力减退或丧失

表 3 – 142　传导性聋与感音性聋的音叉试验鉴别

音叉试验	正常耳	传导性聋	感音性聋
任内试验	阳性	阴性	阳性
韦伯试验	居中	阳性	阴性

2. 前庭神经功能受损　出现眩晕、呕吐、平衡失调和眼球震颤等。见于梅尼埃病等。

（七）副神经（Ⅺ）

1. 副神经支配胸锁乳突肌、斜方肌。

2. 临床意义

（1）一侧副神经或副神经核受损　该侧斜方肌萎缩，垂肩、耸肩无力、头不能转向对侧或转头无力等表现，见于副神经损伤和颈椎骨折。

（2）一侧副神经核以上部位损伤时，仅有对侧肩下垂和耸肩困难，而转头正常，见于脑外伤、脑肿瘤等。

二、感觉功能检查

（一）检查方法

表 3 – 143　感觉功能的检查方法

感觉功能		检　查　法
浅感觉	触觉	用棉絮或软纸条轻触被检查者皮肤
	痛觉	用针尖轻刺被检查者皮肤
	温度觉	用盛冷水或热水的试管分别接触被检查者皮肤
深感觉	运动觉	用手指夹持被检查者的手指或足趾，做向上或向下的屈伸动作
	位置觉	将被检查者的肢体摆成某一姿势，用对侧肢体模仿
	振动觉	将振动的音叉柄端置于被检查者的骨隆起处，有无振动感

续表

感觉功能		检　查　法
复合感觉	皮肤定位觉	用钝尖物轻触被检查者皮肤某处，指出被触部位
	实体辨别觉	被检查者单手触摸常用物品，回答物品的名称
	两点辨别觉	用叩诊锤的两尖端接触被检查者的皮肤，测量感觉为两点的最小距离
	体表图形觉	用钝尖物在被检查者皮肤上画简单图形，让其感觉辨认

（二）临床意义

表 3 - 144　常见感觉障碍的表现及临床意义

感觉障碍	表 现 特 点	临 床 意 义
疼痛	局部痛：病变部位＝疼痛部位	周围神经炎、皮炎
	放射痛：疼痛沿神经干放射	腰椎间盘突出症
	牵涉痛：内脏病变局部疼痛，远离该器官皮肤区也出现疼痛	肝、胆疾病→右上腹痛→右肩部痛；急性心肌梗死→心前区痛→左臂尺侧痛
	烧灼样神经痛：疼痛呈烧灼样	交感神经不完全损害
感觉减退或缺失	各种感觉减退或缺乏	感觉神经部分或全部损害
感觉异常	无外界刺激主观有异常感觉	感觉神经不完全损害
感觉过敏	轻微刺激出现强烈感觉	感觉神经受到刺激性损害
感觉分离	在同一区域内，一种或数种感觉缺失而其他感觉存在	脊髓空洞症、髓内肿瘤

表 3 - 145　常见感觉障碍的类型及临床意义

类型		感觉障碍表现特点	临 床 意 义
末梢型		①手套状、袜状②四肢远端对称性分布	多发性神经炎
神经根型		①节段型或带状②与神经根节段分布一致	颈椎病、椎间盘突出症和神经根炎
脊髓型	脊髓横贯型	①损伤平面以下各种感觉缺失②伴四肢瘫或截瘫	脊髓外伤、急性脊髓炎
	脊髓半横贯型	①病变侧损伤平面以下深感觉障碍和运动障碍②对侧躯体痛觉和温度觉障碍	髓外肿瘤、脊髓外伤
内囊型		①对侧偏身感觉障碍②伴对侧偏瘫和同向偏盲	脑血管病

续表

类型	感觉障碍表现特点	临床意义
脑干型	交叉性偏身感觉障碍： ①病变侧面部感觉障碍 ②对侧躯体痛觉、温度觉障碍	脑血管病、炎症和肿瘤
皮质型	对侧单肢体感觉障碍	感觉中枢局部病变
	对侧偏身感觉障碍	感觉中枢广泛病变

三、运动功能检查

（一）随意运动

随意运动为受意识支配的动作；肌力为肢体随意运动时肌肉收缩的力量。

1. 检查法 随意运动检查的重点是肌力。

（1）主动法 被检查者做主动运动，观察肌力和活动范围。

（2）被动法 被检查者做对阻力运动，以测试肌力。

表 3 – 146 肌力的分级方法

分级	表现特点	临床意义
0 级	肌力完全丧失	完全性瘫痪
1 级	仅见肌肉收缩，但无肢体运动	不完全性瘫痪
2 级	肢体可做水平移动，但不能抬起	
3 级	肢体能抬离床面，但不能克服阻力	
4 级	能做克服阻力运动，但较正常偏弱	
5 级	正常肌力	正常

2. 临床意义 瘫痪为周围神经和运动神经元病变导致骨骼肌随意运动障碍。

表 3 – 147 中枢性瘫痪与周围性瘫痪的鉴别

鉴别点	中枢性瘫痪	周围性瘫痪
病变部位	上运动神经元	下运动神经元
腱反射	增强或亢进	减弱或消失

续表

鉴别点	中枢性瘫痪	周围性瘫痪
病理反射	阳性	阴性
肌张力	增强	降低
肌萎缩	不明显（失用性萎缩）	明显

表 3-148　中枢性瘫痪的类型及表现特点

瘫痪类型	瘫痪形式	病 变 部 位	表 现 特 点
脊髓型	四肢瘫	上颈段脊髓损害	四肢中枢性瘫痪
		颈膨大损害	①双上肢周围性瘫痪 ②双下肢中枢性瘫痪
	高位截瘫	胸髓损害	双下肢中枢性瘫痪
	截瘫	腰膨大损害	双下肢周围性瘫痪
脑干型	交叉瘫	脑干损伤	①病变侧周围性脑神经麻痹 ②对侧肢体中枢性瘫痪
内囊型	偏瘫	内囊损害	"三偏"综合征： ①对侧肢体中枢性瘫痪 ②偏身感觉障碍 ③同向偏盲
皮质型	单瘫	中央前回局部损害	对侧肢体中枢性单瘫，中枢性面瘫、舌瘫

（二）不随意运动

不随意运动（不自主运动）指随意肌不自主收缩→不能自行控制的异常动作。

表 3-149　各种不随意运动的表现特点及临床意义

不随意运动	表 现 特 点	临 床 意 义
震颤	静止性震颤（粗震颤或大震颤）	帕金森病
	动作性震颤（意向性震颤）	小脑疾病
	姿势性震颤（细震颤或小震颤）	甲状腺功能亢进症、焦虑状态
	老年性震颤	老年动脉硬化
	扑翼样震颤	肝性脑病、肺性脑病、尿毒症
舞蹈症	肢体舞蹈样不自主运动，做鬼脸	儿童脑风湿病变

续表

不随意运动	表 现 特 点	临 床 意 义
手足搐搦	阵发性手足痉挛： ①手搐搦："助产士手" ②足搐搦："芭蕾舞样足"	低钙血症和碱中毒
手足徐动症	手指或足趾缓慢持续的伸展扭曲动作	脑性瘫痪

（三）被动运动与共济运动

被动运动（肌张力）为静息状态下肌肉的紧张度；共济运动为完成动作时协调一致的运动。

表 3-150　被动运动的检查方法、异常表现及临床意义

检查内容	检 查 方 法	异 常 表 现	临 床 意 义
被动运动	①被动法：持住完全放松的肢体做被动运动 ②触摸肌肉：注意硬度	肌张力降低或缺失：肌肉松软，关节过伸	周围神经疾病、脊髓灰质炎
		肌张力增强：肌肉坚实，伸屈肢体阻力大	
		痉挛性（折刀状）	锥体束损害
		强直性（铅管状或齿轮状）	锥体外系损害

表 3-151　共济运动的检查方法、异常表现及临床意义

检查内容	检 查 方 法	共济失调表现	临 床 意 义
共济运动	①指鼻试验 ②对指试验 ③轮替动作 ④跟-膝-胫-试验 ⑤闭目难立试验	①感觉性共济失调 ②小脑性共济失调 ③前庭性共济失调	①深感觉障碍 ②小脑疾病 ③梅尼埃病

四、神经反射检查

神经反射为神经系统对内、外界环境的刺激作出的非自主性反应。反射通过反射弧完成，反射弧由感受器→传入神经→反射中枢→传出神经→效应器组成。

（一）浅反射

浅反射为刺激皮肤或黏膜感受器引起骨骼肌收缩的反射。

表 3 - 152 常用浅反射的检查方法及临床意义

浅反射	检 查 方 法	临 床 意 义
角膜反射	用细棉絮轻触角膜外缘，正常反应 直接角膜反射：受刺激侧眼睑闭合 间接角膜反射：受刺激对侧眼睑闭合	①直接与间接角膜反射皆消失：受刺激侧三叉神经损害 ②直接角膜反射消失，间接角膜反射存在：受刺激侧面神经损害 ③直接角膜反射存在，间接角膜反射消失：受刺激对侧面神经损害
腹壁反射	钝尖物→轻划腹部皮肤（上、中、下）→腹肌收缩	①一侧反射全消失：锥体束损害 ②某一水平反射消失：相应胸髓和脊神经损害
提睾反射	钝尖物→轻划男性大腿内侧上方皮肤→提睾肌收缩→睾丸上提	①一侧反射消失：锥体束损害 ②双侧反射消失：相应腰髓和脊神经损害

表 3 - 153 常用浅反射检查的反射弧

浅反射	感受器	传入神经	反射中枢	传出神经	效应器
角膜反射	角膜	三叉神经眼支	脑桥	面神经	眼轮匝肌
腹壁反射	腹壁皮肤	肋间神经	胸髓第七至十二节	肋间神经	腹肌
提睾反射	大腿内侧皮肤	闭孔神经	腰髓第一至二节	生殖股神经	提睾肌

（二）深反射

深反射（腱反射）为刺激骨膜、肌腱感受器→骨骼肌收缩的反射。

表 3 - 154 常用深反射的检查方法及反射弧

深反射	刺激部位	反 应	中 枢	传导神经
肱二头肌反射	肱二头肌肌腱	前臂屈曲	$C_{5 \sim 6}$	肌皮神经
肱三头肌反射	肱三头肌肌腱	前臂伸展	$C_{6 \sim 7}$	桡神经
桡骨膜反射	桡骨茎突	前臂屈曲旋前	$C_{5 \sim 6}$	桡神经
膝反射	股四头肌肌腱	小腿伸展	$L_{2 \sim 4}$	股神经
跟腱反射	跟腱	足跖曲	$S_{1 \sim 2}$	胫神经

表 3 - 155 深反射的临床意义

深反射改变	病 变 部 位	临 床 意 义
减弱或消失	下运动神经元病变	末梢神经炎、脊髓灰质炎、神经根炎
增强或亢进	上运动神经元病变（锥体束损害）	急性脑血管病
反射分离	锥体束损害→浅反射减弱或消失，深反射增强或亢进	

（三）病理反射

病理反射（锥体束征）　锥体束损害→失去对脑干和脊髓的抑制功能→异常反射。

表 3 – 156　常用病理反射检查方法及阳性表现

病理反射	检 查 法	阳性表现	意义
巴宾斯基征（Babinski）	划足底外侧	拇趾背屈，其余四趾呈扇形展开	锥体束损害
奥本海姆征（Oppenheim）	沿胫骨前缘滑压		
戈登征（Gordon）	握捏腓肠肌		
查多克征（Chaddock）	划足背外侧		
霍夫曼征（Hoffmann）	弹刮中指指甲	其余四指掌曲	
髌阵挛	持住髌骨上缘向下推动，保持推力	髌骨上下运动	
踝阵挛	将足推向背屈，保持推力	足交替性伸屈运动	

（四）脑膜刺激征和拉塞格征

脑膜刺激征　脑膜病变或其附近病变→波及脑膜→刺激脊神经根→相应肌群痉挛→牵扯肌肉→出现防御反应；拉塞格征：坐骨神经受刺激征。

表 3 – 157　脑膜刺激征和拉塞格征的检查方法及临床意义

名 称		检 查 法	阳性表现	意 义
脑膜刺激征	颈强直	被动屈颈	抵抗力增高	脑膜炎、蛛网膜下腔出血、脑脊液压力增高
	凯尔尼格征（Kernig）	髋、膝关节直角→伸膝	伸膝受限 <135°	
	布鲁津斯基征（Brudzinski）	双下肢伸直，被动屈颈	双髋、膝关节反射性屈曲	
拉塞格征（Lasegue）		下肢伸直位抬离床面	<30°→从上至下→放射性疼痛	腰椎间盘突出症、坐骨神经痛、腰骶神经根炎

🎯 巩固与练习

1. 表现为神经根型感觉障碍的疾病是（　　　）

　　A. 多发性神经炎　　　B. 震颤麻痹　　　　　　C. 颈椎病

D. 急性脊髓炎　　　E. 脑血管病

2. 可出现动作性震颤的疾病是(　　)

　　A. 周围神经疾病　　　B. 震颤麻痹　　　C. 脑血管病

　　D. 小脑疾病　　　E. 甲状腺功能亢进症

3. 颈膨大损害时瘫痪的特点是(　　)

　　A. 单瘫　　　B. 截瘫　　　C. 四肢瘫

　　D. 交叉瘫　　　E. 偏瘫

4. 表现为拉塞格（Lasegue）征阳性的疾病是(　　)

　　A. 蛛网膜下腔出血　　B. 腰椎间盘突出症　　C. 脑血管病

　　D. 急性脊髓炎　　　E. 脑膜炎

5. 下列错误的是(　　)

　　A. 交叉性偏身感觉障碍——脑干型感觉障碍

　　B. 跟腱反射——深反射

　　C. 凯尔尼格征——脑膜刺激征

　　D. 肌张力降低——中枢性瘫痪

　　E. 腹壁反射——浅反射

参考答案

　　1. C　2. D　3. C　4. B　5. D

第四章 实验室诊断

第一节 血液的一般检查

【考点重点点拨】

1. 血红蛋白、红细胞、白细胞及血小板检查的正常值及异常的临床意义
2. 网织红细胞、红细胞沉降率检查的正常值及异常的临床意义

一、血红蛋白、红细胞、白细胞及血小板检查的正常值及异常的临床意义

（一）血红蛋白测定和红细胞计数

【参考值】

1. 血红蛋白 男性 120～160g/L；女性 110～150g/L；新生儿 170～200g/L。

2. 红细胞计数 男性 $(4.0～5.5)×10^{12}/L$；女性 $(3.5～5.0)×10^{12}/L$；新生儿 $(6.0～7.0)×10^{12}/L$。

【临床意义】

1. 红细胞和血红蛋白减少

（1）贫血分度

表 4 - 1　贫血的严重程度划分标准

贫血严重程度	极重度	重度	中度	轻度
血红蛋白浓度	<30g/L	30～59g/L	60～90g/L	>90g/L

（2）红细胞和血红蛋白减少类型及临床意义

表4-2 红细胞和血红蛋白减少类型及临床意义

异常类型	分类及病因	临 床 意 义
生理性贫血	孕妇在妊娠中、后期，婴幼儿至15岁儿童，部分老年人	
病理性贫血	红细胞生成减少	①造血原料不足（如缺铁性贫血、巨幼细胞贫血） ②造血功能障碍（如再生障碍性贫血、白血病等） ③慢性系统性疾病（慢性感染、恶性肿瘤、慢性肾病、内分泌疾病、风湿性疾病、中毒等）
	红细胞破坏过多	各种溶血性贫血如珠蛋白生成障碍性贫血、阵发性睡眠性血红蛋白尿、免疫性溶血性贫血、脾功能亢进、葡萄糖-6-磷酸脱氢酶缺乏症等
	失血	如各种急慢性失血性贫血

2. 红细胞和血红蛋白增多 成年男性红细胞 $>6.0 \times 10^{12}/L$、血红蛋白 $>170g/L$，成年女性红细胞 $>5.5 \times 10^{12}/L$、血红蛋白 $>160g/L$ 时，即认为增多。

表4-3 红细胞和血红蛋白增多类型及临床意义

异常类型	分类及病因		临 床 意 义
相对性红细胞增多	因血浆容量减少，使红细胞容量相对增加、血液浓缩所致		见于大量出汗、严重呕吐、反复腹泻、大面积烧伤、糖尿病酮症酸中毒、尿崩症、甲状腺危象等
绝对性红细胞增多	原发性真性红细胞增多症	原因未明。以红细胞增多为主的骨髓增殖性疾病	其特点为红细胞持续性显著增多，全身总血容量也增加，白细胞和血小板也有不同程度的增多
	继发性	生理性增多 因缺氧红细胞生成素代偿性增加所致	见于新生儿、高山地区居民、登山运动员和重体力劳动者
		病理性增多 由于长期缺氧引起	见于慢性阻塞性肺疾病、慢性肺源性心脏病、发绀型先天性心脏病，亦见于某些肿瘤

（二）白细胞总数及白细胞分类计数

【参考值】

1. 白细胞总数 成人 $(4 \sim 10) \times 10^9/L$；儿童 $(5 \sim 12) \times 10^9/L$；

新生儿（15~20）×10^9/L；6个月~2岁（11~12）×10^9/L。

2. 分类计数

表 4 - 4　白细胞分类计数

白细胞类型	中性杆状核	中性分叶核	嗜酸粒细胞	嗜碱粒细胞	淋巴细胞	单核细胞
比值	0.01~0.05	0.50~0.70	0.005~0.05	0~0.01	0.20~0.40	0.03~0.08
绝对值（×10^9/L）	0.04~0.5	2~7	0.02~0.5	0~0.1	0.8~4	0.12~0.8

【临床意义】

表 4 - 5　白细胞分类临床意义

白细胞分类	临床意义	
	增　多	减　少
中性粒细胞（neutrophil, N）	（1）如新生儿，妊娠末期、分娩时，剧烈运动、劳动后，饱餐、沐浴后及寒冷等可见一过性增多 （2）病理性增多见于： ①急性感染 ②严重组织损伤 ③急性大出血 ④急性中毒 ⑤恶性肿瘤 ⑥其他：如器官移植术后出现排异现象、类风湿关节炎、自身免疫性疾病、痛风、严重缺氧及应用某些药物如糖皮质激素等	①感染 ②血液系统疾病 ③药物及化学因素的损伤 ④自身免疫性疾患 ⑤脾功能亢进
嗜酸性粒细胞（eosinophil, E）	①变态反应性疾病如支气管哮喘、药食物过敏等 ②寄生虫病 ③血液病：如慢性粒细胞白血病等 ④某些恶性肿瘤：如肺癌 ⑤其他：风湿性疾病、肾上腺皮质功能减低症及腺垂体功能减低症等	见于伤寒、副伤寒、应激状态（如严重烧伤、急性传染病的极期）、休克、库欣综合征等
嗜碱性粒细胞（basophil, B）	①过敏性疾病：如超敏反应、红斑狼疮、类风湿关节炎等 ②血液病：慢性粒细胞白血病、嗜碱性粒细胞白血病及骨髓纤维化等 ③恶性肿瘤：特别是转移癌 ④其他：糖尿病、传染病	一般无临床意义

续表

白细胞分类	临床意义	
	增 多	减 少
淋巴细胞 （lymphocyte，L）	①感染性疾病 ②肿瘤性疾病 ③急性传染病的恢复期 ④移植排斥反应等	主要见于应用肾上腺糖皮质激素、烷化剂等治疗后，放射线损伤，免疫缺陷性疾病，丙种球蛋白缺乏症等
单核细胞	生理性增多见于婴幼儿 病理性增多： ①如感染性心内膜炎 ②如单核细胞白血病	一般无临床意义

注：异形淋巴细胞在正常人外周血中偶可见到，但不超过2%，其明显增多主要见于病毒感染性疾病、传染性单核细胞增多症和肾病综合征出血热、病毒性肝炎、风疹、某些细菌性感染、立克次体疾病、过敏性疾病、螺旋体病等也可轻度增多。

（三）血小板计数

【参考值】

$(100 \sim 300) \times 10^9/L$。

【临床意义】

表4-6 血小板计数变化相关临床意义

分型	临 床 意 义
血小板减少	①生成障碍，如再生障碍性贫血 ②破坏或消耗增多，如原发性血小板减少性紫癜、DIC、系统性红斑狼疮等 ③分布异常，如脾肿大（肝硬化）、血液稀释（输入大量库存血或血浆）等
血小板增多	①反应性增多，见于脾摘除术后、急性大失血及溶血之后 ②原发性增多，见于真性红细胞增多症、原发性血小板增多症、慢性粒细胞白血病、骨髓纤维化早期等

二、网织红细胞、红细胞沉降率检测的正常值及异常的临床意义

（一）网织红细胞计数

【参考值】

成人0.005~0.015，绝对值：$(24 \sim 84) \times 10^9/L$；新生儿0.03~0.06。

【临床意义】

1. 反映骨髓造血功能状态

（1）网织红细胞增多 表示骨髓红细胞系增生旺盛。溶血性贫血、

急性失血性贫血时网织红细胞显著增多；缺铁性贫血及巨幼细胞贫血时网织红细胞轻度增多或正常。

（2）网织红细胞减少　表示骨髓造血功能减低，见于再生障碍性贫血、骨髓病性贫血（如白血病）。

2. 贫血疗效观察　缺铁性贫血和巨幼细胞贫血患者在治疗前，网织红细胞仅轻度增高。给予铁剂或叶酸治疗，3～5天后网织红细胞开始上升，至7～10天达高峰。治疗后2周左右网织红细胞逐渐下降，而红细胞及血红蛋白则逐渐增高。可作为贫血治疗的疗效判断指标。

3. 观察病情变化　溶血性贫血及失血性贫血患者病程中，网织红细胞逐渐降低，表示溶血或出血已得到控制；反之，持续不减低，甚至增高者，表示病情未得到控制。

（二）红细胞沉降率

【**参考值**】

成年男性0～15mm/h；成年女性0～20mm/h（Westergren，魏氏法）。

【**临床意义**】

表4-7　红细胞沉降率变化相关临床意义

分型	临床意义
生理性增快	①妇女月经期血沉略增快，可能与子宫内膜破损及出血有关 ②妊娠3个月以上，直到分娩后3周内，其增快可能与生理性贫血、纤维蛋白原量逐渐增高、胎盘剥离、产伤等有关 ③60岁以上的高龄者，可能因血浆中纤维蛋白原含量逐渐增高而致红细胞沉降率增快
病理性增快	①各种炎症 ②组织损伤及坏死：手术创伤或心肌梗死红细胞沉降率增快，心绞痛时红细胞沉降率正常 ③恶性肿瘤：恶性肿瘤红细胞沉降率常增快，良性肿瘤红细胞沉降率多正常 ④各种原因导致的相对或绝对性高球蛋白血症或低蛋白血症，如多发性骨髓瘤等 ⑤其他：贫血患者，红细胞沉降率可增快；各种疾病伴发的高胆固醇血症，红细胞沉降率亦可增快

巩固与练习

1. 引起嗜酸性粒细胞减少，而单核细胞增多的疾病是（　　　）

　　A. 寄生虫病　　　　　B. 支气管哮喘　　　　C. 百日咳

　　D. 伤寒　　　　　　　E. 嗜酸粒细胞性白血病

2. 中性粒细胞增多的原因中不常见的是（　　）

   A. 感染　　　　　　　　　　B. 急性中毒

   C. 药物及理化因素的损伤　　D. 严重组织损伤

   E. 恶性肿瘤

3. 末梢血反映骨髓幼红细胞增生程度的准确指标是（　　）

   A. 网织红细胞绝对值　　　　B. 网织红细胞百分率

   C. 血红蛋白与红细胞计数　　D. 出现有核红细胞

   E. 红细胞压积

4. 原发性血小板增多症的临床表现中，最为常见的是（　　）

   A. 胃肠道出血　　　　　　　B. 脾肿大

   C. 皮肤、黏膜出血　　　　　D. 指（趾）小血管栓塞

   E. 痔疮

参考答案

1. D　2. C　3. A　4. B

第二节　血栓与止血检测

【考点重点点拨】

出血时间、血小板黏附试验、凝血时间的正常参考值及临床意义

表4-8　出血时间、血小板黏附试验、凝血时间的正常参考值及临床意义

实验名称	参考值	临床意义
出血时间（BT）测定	测定器法（6.9±2.1）分钟，超过9分钟为异常	BT延长见于： ①血小板显著减少 ②血小板功能不良：如血小板无力症 ③毛细血管壁异常：如维生素C缺乏症、遗传性出血性毛细血管扩张症 ④某些凝血因子严重缺乏如血管性血友病、DIC ⑤药物干扰，如服用阿司匹林、双嘧达莫（潘生丁）等
		BT缩短：临床意义不大

实验名称	参 考 值	临 床 意 义
血小板黏附试验（PAdT）	62.5% ±8.61%	①血小板黏附率增高：见于血栓前状态和血栓性疾病，如心肌梗死、心绞痛、脑血管病变、糖尿病、动脉粥样硬化、肾病综合征等 ②血小板黏附率降低：见于血管性血友病、血小板无力症、尿毒症、骨髓增生异常综合征、急性白血病和系统性红斑狼疮等
活化部分凝血活酶时间测定（APTT）	手工法：32~43秒，较正常对照延长10秒以上为异常	①APTT 延长见于血浆Ⅷ、Ⅸ、Ⅺ因子严重减少（重症 A、B 型血友病，遗传性因子Ⅺ缺乏症）；也可见于凝血酶原严重减少（先天性凝血酶原缺乏症）；纤维蛋白原严重减少（先天性纤维蛋白原缺乏症）；DIC 后期继发纤溶亢进时。APTT 是监测肝素的首选指标 ②APTT 缩短见于血液呈高凝状态时，如 DIC 早期、脑血栓形成或心肌梗死
血浆凝血酶原时间（PT）测定	11~13秒，患者测定值超过对照值3秒以上则有病理意义；国际标准化比值（INR）1.0±0.1	①PT 延长见于先天性凝血因子异常；后天性凝血因子异常，如严重肝病（大多数凝血因子由肝脏合成）、维生素 K 缺乏（可见于阻塞性黄疸，合成因子Ⅱ、Ⅶ、Ⅸ、Ⅹ需要维生素 K），DIC 后期，使用双香豆素抗凝时 ②PT 缩短主要见于血液高凝状态时，如 DIC 早期、脑血栓形成、心肌梗死等 ③PT 是监测口服抗凝剂的首选试验，抗凝治疗的合适范围以 INR 维持在 2.0~2.5 为宜
血浆纤维蛋白原（Fg）测定	2~4g/L	①增高见于急性心肌梗死、系统性红斑狼疮、急性感染、急性肾炎、糖尿病、多发性骨髓瘤、休克、大手术后、妊娠高血压综合征、恶性肿瘤和血栓前状态等 ②减低见于 DIC、重症肝炎和肝硬化等

巩固与练习

1. 临床出血时间（BT）延长常见于（　　）

A. 血浆 Ⅶ、Ⅸ、Ⅺ 因子严重减少

B. 后天性凝血因子异常

C. 血小板功能不良

D. 凝血因子过多

E. 急性感染

2. 一患者术后伤口渗出不止，临床疑有 DIC，应选择的筛选试验

是(　　)

  A. 出血时间，凝血酶原时间，活化部分凝血活酶时间

  B. 血小板计数，血块收缩，出血时间

  C. 血小板计数，凝血酶原时间，纤维蛋白原测定

  D. 凝血时间，凝血酶原时间，活化部分凝血活酶时间

  E. 出血时间，束臂试验，凝血时间

3. 血小板粘附率降低可见于(　　)

  A. 血小板无力症　　　B. 肾病综合征　　　C. 肝硬化

  D. 心肌梗死　　　　　E. 糖尿病

参考答案

1. C　2. B　3. A

第三节　骨髓检查

【考点重点点拨】

1. 骨髓细胞学检查的临床意义

2. 骨髓血细胞检查结果分析

3. 常见血液病的血液学特点

一、骨髓细胞学检查的临床意义

1. 诊断造血系统疾病

2. 诊断其他非造血系统疾病　　对于某些感染（如疟疾、黑热病、伤寒、感染性心内膜炎）、代谢疾病（如戈谢病、尼曼－皮克病）、骨髓转移瘤等，可在骨髓涂片中找到相应病原体或特殊细胞得以确诊。

3. 鉴别诊断的应用

（1）临床遇到不明原因发热、恶病质。

（2）原因不明的肝、脾、淋巴结肿大，骨痛，关节疼痛，均可做骨髓细胞学检查。

（3）外周血细胞数量或质量异常原因不明时。

（4）明显出血倾向者，特别是 A 型血友病患者，不宜做此项检查。

二、骨髓血细胞检查结果分析

1. 骨髓增生程度

表 4 – 9　骨髓增生程度的分级

增生程度	成熟红细胞：有核细胞 （平均比值）	有核细胞	常 见 病 因
极度活跃	1：1	50% 以上	各型白血病，特别是慢性粒细胞白血病
明显活跃	10：1	10% ~ 50%	增生性贫血、白血病、骨髓增殖性疾病
活跃	20：1	1% ~ 10%	正常骨髓、某些贫血
减低	50：1	0.5% ~ 1%	慢性型再生障碍性贫血、粒细胞减少或缺乏症
极度减低	200：1	0.5% 以下	急性型再生障碍性贫血、骨髓坏死

2. 粒细胞系与有核红细胞的比例　粒细胞系各阶段细胞总和与各阶段幼红细胞总和之比，称为粒、红比值。正常人约为（2 ~ 4）：1。

表 4 – 10　粒、红比值类型及临床意义

粒、红比值类型	临 床 意 义
粒、红比值正常	①正常骨髓象 ②骨髓病变未累及粒、红两系，如原发性血小板减少性紫癜 ③粒、红两系平行增多或减少，前者如红白血病，后者如再生障碍性贫血
粒、红比值增高	①粒细胞系增生，如化脓性感染、粒细胞性白血病 ②幼红细胞严重减少，如纯红细胞再生障碍性贫血
粒、红比值减低或倒置	①幼红细胞增生，如各种增生性贫血、巨幼细胞贫血、真性或继发性红细胞增多症 ②粒系细胞减少，如粒细胞缺乏症

三、常见血液病的血液学特点

表 4 – 11　常见血液病的血液学特点

疾病名称	血　象		骨　髓　象
缺铁性贫血	①血红蛋白、红细胞均减少，以血红蛋白减少更明显 ②中度以上贫血时红细胞体积减小，中心淡染区扩大，严重贫血时红细胞可呈环状 ③网织红细胞轻度增多或正常 ④严重贫血时，白细胞和血小板可轻度减少		①增生明显活跃 ②粒红比值减低 ③红细胞系明显增生，以中、晚幼红细胞为主；成熟红细胞体积小，中心淡染区扩大 ④骨髓铁染色阴性
巨幼细胞贫血	①血红蛋白、红细胞均减少，以红细胞减少更明显 ②红细胞易见椭圆形巨红细胞，并可见点彩红细胞、嗜多色性红细胞、染色质小体和卡波环 ③网织红细胞轻度增多或正常 ④白细胞轻度减少或正常，成熟粒细胞核分叶过多 ⑤血小板计数正常或减少，可见巨大血小板		①增生明显活跃 ②粒红比值减低 ③红细胞系明显增生，以中、晚幼红细胞为主；中心淡染区扩大 ④骨髓铁染色阴性
再生障碍性贫血	急性再障	全血细胞明显减少	①增生减低或重度减低 ②粒、红两系细胞均明显减少，淋巴细胞相对增多 ③粒细胞系中以成熟粒细胞减少最多见 ④红细胞系中以晚幼红细胞减少最多见 ⑤巨核细胞明显减少 ⑥非造血细胞增多
	慢性再障	全血细胞减少，但不如急性型显著	①骨髓增生程度不一，多为增生减低 ②粒、红两系细胞均减少，淋巴细胞相对增多 ③巨核细胞明显减少或缺如 ④浆细胞、组织嗜碱细胞及网状细胞等非造血细胞增多，但比急性型为少 ⑤有时可有中性粒细胞核左移或粒细胞退行性变
特发性血小板减少性紫癜	①血小板计数减少 ②血红蛋白、红细胞数可因出血而减少，白细胞计数一般正常		①增生活跃或明显活跃 ②粒、红两系一般无明显异常 ③巨核细胞系多明显增生，急性型者以原始型及幼稚型巨核细胞居多，慢性型者以颗粒型巨核细胞居多；两者产生血小板型巨核细胞均减少

表4-12 急、慢性白血病的血液学特点

疾病名称	血 象	骨 髓 象
急性淋巴细胞白血病	①白细胞计数不定,多数病例白细胞总数增多,部分病例正常或减少。分类以原始及幼稚淋巴细胞为主,粒细胞明显减少 ②血红蛋白、红细胞、血小板减少	①增生明显活跃或极度活跃 ②淋巴细胞系过度增生,以原始及幼稚淋巴细胞为主。基本特征为核大浆少 ③粒细胞系及红细胞系均受抑制,各阶段细胞明显减少 ④巨核细胞系受抑制,巨核细胞明显减少或缺如
急性非淋巴细胞白血病	①白细胞计数不定,分类以原始粒细胞为主 ②血红蛋白、红细胞、血小板明显减少	①增生极度活跃或明显活跃,粒红比值明显增高 ②粒细胞系过度增生,以原粒细胞为主,原始细胞≥0.30 ③红细胞系受抑制,各阶段幼红细胞减少 ④巨核细胞减少或缺如
急性单核细胞白血病	①白细胞计数多增高,亦可正常或减少。分类以原、幼单核细胞为主 ②血红蛋白、红细胞、血小板明显减少	①增生极度活跃或明显活跃 ②单核细胞系过度增生,以原始及幼稚单核细胞为主 ③粒、红两系均受抑制,各阶段细胞减少 ④巨核细胞系受抑制,巨核细胞明显减少或缺如
慢性粒细胞白血病	①白细胞显著增高为突出表现,多大于(20~50)×10⁹/L,甚至达500×10⁹/L以上;分类以中性中幼粒以下各阶段细胞为主 ②血红蛋白、红细胞、血小板早期正常,晚期减少	①增生极度活跃或明显活跃,粒红比值显著增高 ②粒细胞系极度增生,以中性中幼粒、晚幼粒细胞增多为主,原粒细胞较少 ③各阶段幼红细胞减少,成熟红细胞形态正常 ④巨核细胞及血小板早期正常或增多,晚期减少
慢性淋巴细胞白血病	①白细胞计数增高,分类以成熟小淋巴细胞为主 ②血红蛋白、红细胞、血小板晚期减少	①增生明显活跃或极度活跃 ②淋巴细胞系高度增生,以成熟小淋巴细胞为主 ③粒系及红系细胞均明显减少 ④巨核细胞减少或缺如

巩固与练习

1. 骨髓增生极度活跃,最常出现于( )

 A. 正常骨髓象 　　 B. 慢性粒细胞白血病 　 C. 溶血性贫血

 D. 缺铁性贫血 　　 E. 再生障碍性贫血

2. 诊断白血病的最重要手段是( )

 A. 血涂片检查 　　 B. 脑脊液检查 　　 C. 染色体检查

 D. 骨髓涂片检查 　　 E. 骨髓细胞培养

1. B 2. D

第四节 肝脏病常用的实验室检查

【考点重点点拨】

1. 蛋白质、胆红素代谢实验室检查的正常值和异常的临床意义
2. 常用血清酶检查的正常值及临床意义
3. 甲、乙、丙型肝炎病毒标志物检测的临床意义

一、蛋白质代谢功能检查

（一）血清总蛋白和白蛋白、球蛋白比值测定

【参考值】

血清总蛋白（双缩脲法）：60～80g/L；白蛋白（溴甲酚绿法）：40～55g/L；球蛋白：20～30g/L；A/G 比值：（1.5～2.5）∶1。

【临床意义】

表 4 - 13　蛋白质代谢变化相关临床意义

分　型		临　床　意　义
血清总蛋白及血清白蛋白增高		主要见于各种原因引起的严重脱水、体液丧失过多（如腹泻、呕吐、肠梗阻、肠瘘）等
血清总蛋白及血清白蛋白降低：血清总蛋白＜60g/L 或血清白蛋白＜25g/L，称低蛋白血症	合成障碍	常见于慢性肝炎、肝硬化、肝癌等慢性肝脏疾病
	摄入不够	常见于严重的营养不良、胃肠道肿瘤、胃肠部分切除等，主要与蛋白摄入不足、消化功能低下有关
	丢失过多	常见于严重的肾病综合征、大面积烧伤、渗出性湿疹、急性大失血等
	消耗太大	常见于慢性消耗性疾病如甲状腺功能亢进症、重症肺结核、恶性肿瘤等。此外，如静脉补液给予的晶体液体过多，使血清水分增加时同样会导致低蛋白血症

续表

分　型		临　床　意　义
血清总蛋白及球蛋白增高：血清总蛋白 > 80g/L 或球蛋白 > 35g/L，称高球蛋白血症，其中又以 γ 球蛋白增高为主	严重肝脏疾病	如慢性活动性肝炎、肝硬化、慢性酒精性肝病等
	自身免疫性疾病	由于免疫功能亢进，使球蛋白增高，如风湿热、系统性红斑狼疮、类风湿关节炎等
	恶性肿瘤	如多发性骨髓瘤、淋巴瘤、白血病等
	慢性感染使免疫反应增强	如黑热病、疟疾、结核病、慢性血吸虫病等
血清球蛋白降低		可见于丙种球蛋白缺乏症、原发性低球蛋白血症。长期使用皮质激素或其他免疫抑制剂，抑制了机体的免疫功能，使球蛋白合成减少
白蛋白/球蛋白（A/G）比值		慢性肝炎、肝硬化等慢性肝病 A/G 比值发生变化，严重时可出现倒置（A/G < 1）

（二）血清蛋白电泳

【参考值】

SPE 无标准化，每一实验室应建立自己的参考值。用醋酸纤维素膜法可以参考以下数值：白蛋白 0.62 ~ 0.71（62% ~ 71%）；α_1 球蛋白 0.03 ~ 0.04（3% ~ 4%）；α_2 球蛋白 0.06 ~ 0.10（6% ~ 10%）；β 球蛋白 0.07 ~ 0.11（7% ~ 11%）；γ 球蛋白 0.09 ~ 0.18（9% ~ 18%）。

【临床意义】

表 4 - 14　血清蛋白电泳变化相关临床意义

分　型		临　床　意　义
血清白蛋白减少：常伴有球蛋白增高，使总蛋白基本维持在正常范围内		临床上多见于肝脏疾病
血清球蛋白升高	肝脏病变	如慢性肝炎、肝癌、肝硬化等，γ 球蛋白增高是肝硬化失代偿期的重要特征
	其他情况	急性发热、恶性肿瘤可有 α_1 球蛋白的增高；在高脂血症、肾病综合征、糖尿病等病理情况下，α_2 球蛋白、β 球蛋白多增高，白蛋白、γ 球蛋白降低；浆细胞病，如多发性骨髓瘤、原发性巨球蛋白血症等常表现为白蛋白降低，γ 球蛋白则明显增高

（三）血氨测定

【参考值】

谷氨酸脱氢酶法：11～35μmol/L。

【临床意义】

1. 生理性升高　主要与高蛋白饮食以及剧烈运动有关。

2. 病理性升高　严重的肝脏疾病，如重症肝炎、肝癌、肝硬化等；肝外其他疾病，如上消化道大出血、尿毒症、休克等。

（四）血清甲胎蛋白（AFP）的检查

【参考值】

放射免疫法（RIA）：血清＜25μg/L（25ng/ml）。

【临床意义】

表 4-15　甲胎蛋白变化相关临床意义

分　　型	临　床　意　义
AFP 上升	①肝硬化、原发性肝细胞癌，血清中 AFP＞300μg/L 可作为原发性肝癌的诊断阈值 ②急性病毒性肝炎、慢性活动性肝炎也有 AFP 浓度暂时升高 ③妊娠者 AFP 往往升高，在 7～8 个月达到高峰，分娩后 3 周左右可恢复正常。妊娠期间如果胎儿患神经管畸形，AFP 可异常升高 ④其他如胚胎细胞肿瘤、先天性胆管闭锁等，AFP 也可升高
AFP 升高不明显或不升高	非肝癌来源的肿瘤（胚胎细胞肿瘤除外），重症肝炎肝细胞坏死严重而无再生

二、胆红素代谢的检查

（一）血清 STB、CB、UCB 测定

【参考值】

（1）血清总胆红素（STB）　　3.4～17.1μmol/L。

（2）血清结合胆红素（CB）　　0～6.8μmol/L。

（3）血清非结合胆红素（UCB）　　1.7～10.2μmol/L。

【临床意义】

1. 诊断有无黄疸及其程度

（1）STB＞17.1μmol/L 可诊断为黄疸。

（2）STB > 17.1μmol/L，但 < 34.2μmol/L 为隐性黄疸或亚临床黄疸；STB > 34.2μmol/L 为显性黄疸。

（3）STB 在 34.2 ~ 171μmol/L 为轻度黄疸；在 171 ~ 342μmol/L 为中度黄疸； > 342μmol/L 为高度黄疸。在病程中检测 STB 的变化可以判断治疗效果并指导临床治疗。

2. 鉴别诊断黄疸类型及其病因

表 4 - 16　黄疸类型及临床特点

类　　型	临　床　特　点
溶血性黄疸	主要以 UCB 的增高为主，STB 一般不超过 85.5mol/L。如新生儿黄疸、蚕豆病、遗传性球形红细胞增多症等
肝细胞性黄疸	UCB、CB 两者均增高，STB 根据患者肝细胞受损的程度不同一般波动在 17.1 ~ 171μmol/L 之间。如病毒性肝炎、中毒性肝炎、肝癌、肝硬化等疾病
阻塞性黄疸	包括完全性阻塞和不完全性阻塞。主要以 CB 的增高为主，不完全性阻塞 STB 多在 171 ~ 265μmol/L 之间，完全性阻塞 STB 多在 342μmol/L 以上。如胆石症、胆道肿瘤、胰头癌、肝癌等疾病常造成胆道阻塞

此外，在鉴别诊断黄疸类型时还可参考 CB/STB 的比值。溶血性黄疸时，CB/STB < 20%；肝细胞性黄疸 CB/STB 在 20% ~ 50% 之间；阻塞性黄疸 CB/STB > 50%。

（二）尿胆红素定性试验

【参考值】

正常定性为阴性。

【临床意义】

尿胆红素定性阳性，提示血液中 CB 升高。而 CB 升高主要见于肝细胞性黄疸和阻塞性黄疸。肝细胞性黄疸，尿胆红素定性试验为阳性；阻塞性黄疸，尿胆红素定性试验为强阳性；溶血性黄疸，血液中 UCB 增高，CB 不增高，UCB 不能通过肾小球滤过膜，故尿胆红素定性试验为阴性。此外，碱中毒时由于胆红素分泌增加，尿胆红素定性试验也可呈阳性反应。

（三）尿胆原检查

【参考值】

（1）定性　阴性或弱阳性反应（阳性稀释度在 1 : 20 以下）。

（2）定量　0.84 ～ 4.2μmol/24h 尿。

【临床意义】

表 4 – 17　尿胆原变化相关临床意义

分　型	临　床　意　义
尿胆原增多	①溶血性黄疸时明显增多 ②肝细胞受损时可增多 ③其他情况：如发热、心功能不全、肠梗阻、顽固性便秘等尿胆原也会增多
尿胆原减少	①胆道阻塞，使结合胆红素排泄不畅，引起尿胆原减少和缺如 ②新生儿及长期服用广谱抗生素者，由于肠道细菌缺乏或受到药物抑制，使尿胆原生成减少

胆红素代谢检查在黄疸诊断和鉴别诊断中具有重要的价值。其实验室检查结果见表 4 – 18。

表 4 – 18　正常人及 3 种黄疸胆红素代谢检查结果

	STB （μmol/L）	CB （μmol/L）	UCB （μmol/L）	CB/STB （%）	尿胆红素	尿胆原 （μmol/L）
正常人	3.4 ～ 17.1	0 ～ 6.8	1.7 ～ 10.2	20 ～ 40	阴性	0.84 ～ 4.2
溶血性黄疸	明显升高	轻度升高、正常	明显升高	<20	阴性	明显增多
肝细胞性黄疸	明显升高	升高	升高	20 ～ 50	阳性	可增多
阻塞性黄疸	明显升高	明显升高	轻度升高、正常	>50	强阳性	减少或缺如

三、血清酶检查

（一）血清氨基转移酶测定

【参考值】

（1）比色法（Karmen 法）　ALT 5 ～ 25 卡门单位，AST 8 ～ 28 卡门单位。

（2）连续监测法（37℃）　ALT 5 ～ 40 U/L，AST 8 ～ 40 U/L，ALT/AST≤1。

【临床意义】

表4-19　氨基转移酶变化与疾病的关系

疾病名称		ALT	AST	ALT/AST	胆-酶分离	转　归
肝脏疾病	急性病毒性肝炎	升高更明显	显著升高	>1	无	病情好转，ALT与AST逐渐下降至正常
	急性重症肝炎	升高	升高为主	<1	有	肝细胞严重坏死，预后不良
	慢性病毒性肝炎	正常或轻度升高	正常或轻度升高	>1	无	如果AST升高明显，ALT/AST<1，提示慢性肝炎有可能进入活动期
	肝硬化	正常或降低	正常或降低		无	
	脂肪肝、肝癌	正常或轻度升高	正常或轻度升高	>1	无	
	酒精性肝病	基本正常	显著升高	<1	无	
急性心肌梗死		基本正常	6~8小时，AST开始增高，18~24小时达到高峰	<1	无	4~5天后恢复正常

（二）其他酶及其同工酶测定

1. 碱性磷酸酶（ALP）

【参考值】

（1）磷酸对硝基苯酚连续监测法（37℃）

男性：1~12岁<500U/L，12~15岁<700U/L，25岁以上40~150U/L

女性：1~12岁<500U/L，15岁以上40~150U/L。

（2）ALP同工酶　正常人血清中以ALP_2为主，占总ALP的90%，有少量ALP_3。

【临床意义】

表4-20　碱性磷酸酶变化相关临床意义

分　型	临　床　意　义
生理性增多	儿童在发育期ALP_3增多，占总ALP的60%以上。妊娠晚期ALP_4增多，占总ALP的40%~65%

续表

分　型	临　床　意　义
病理性增多	①胆道阻塞：肝内外胆道阻塞时，ALP 明显升高 ②黄疸：阻塞性黄疸、肝细胞性黄疸、癌性阻塞常有 ③肝脏疾病：急性肝炎、肝硬化 ④骨骼疾病：纤维性骨炎、骨肉瘤、佝偻病、骨软化症、骨转移癌以及骨折愈合期等

2. γ-谷氨酰转移酶测定

【参考值】

γ-谷氨酰-3-羧基-对硝基苯胺法（37℃）男性 11~50U/L，女性 7~32U/L。

【临床意义】

（1）胆道阻塞　主要见于原发性胆汁性肝硬化、硬化性胆管炎等。γ-GT 浓度增高，可达正常水平的 5~30 倍。

（2）肝脏疾病　肝癌、急性肝炎、慢性肝炎、肝硬化的非活动期，急慢性酒精性肝炎、药物性肝炎。

（3）其他疾病　脂肪肝、胰腺炎、胰腺肿瘤、前列腺肿瘤等 γ-GT 亦可轻度增高。

3. 乳酸脱氢酶测定

【参考值】

（1）LDH 活性　连续检测法：104~245U/L。速率法（30℃）：95~200U/L。

（2）LDH 同工酶（圆盘电泳法）　LDH_1：24%~34%，LDH_2：35%~44%，LDH_3：19%~27%，LDH_4：0~5%，LDH_5：0~2%，LDH_1/LDH_2 <0.7。

【临床意义】

表 4-21　乳酸脱氢酶测定临床意义

分　类	临　床　意　义
肝胆疾病	肝癌尤其是转移性肝癌；急性肝炎、慢性活动性肝炎等多数肝胆疾病，胆道阻塞时升高
急性心肌梗死	LDH 在急性心肌梗死的 8~18 小时开始升高，24~72 小时达到高峰，6~10 日恢复正常。此外，LDH 同工酶 LDH_1、LDH_2 在心肌梗死的早期均升高

续表

分 类	临 床 意 义
其他疾病	①恶性肿瘤时 LDH 及其同工酶可升高，且肿瘤增长速度与 LDH 增高程度有一定关系 ②恶性贫血 LDH 极度增高，LDH_1 升高明显 ③骨骼肌损伤、肌营养不良、胰腺炎、肺梗死等均有 LDH 的升高

4. C 反应蛋白（CRP）测定

CRP 是一种由肝脏产生，能与肺炎链球菌胞壁上的 C 多糖起沉淀反应的急性时相蛋白质。能激活补体，促进吞噬，并具有免疫调节作用。

【参考值】

定性试验：阴性。免疫扩散法：正常人血清中 <10mg/L。

【临床意义】

CRP 是急性时相反应极灵敏的指标。

表 4－22　CRP 升高的临床意义及疾病鉴别

项 目	临 床 意 义
CRP 升高	见于各种急性化脓性感染、组织坏死（如心肌梗死、严重创伤、烧伤、大手术等）、恶性肿瘤、结缔组织疾病、器官移植性排斥等
鉴别细菌性感染与非细菌性感染	前者 CRP 升高，后者 CRP 正常
鉴别风湿热活动期和稳定期	前者升高，后者正常
鉴别器质性和功能性疾病	前者升高，后者不升高。但是孕妇含量较高

5. 心力衰竭标志物测定

心钠素（ANF）又称心房肽素，是心房肌细胞分泌的一种循环激素，有利钠及利尿、抑制肾素－血管紧张素－醛固酮系统、抑制垂体后叶加压素的合成和释放、舒张血管、降低血压、改善心功能作用。心钠素家族包括心房肽（ANP）、脑钠肽（BNP）、C 型利钠肽（CNP）等，其中 BNP 最稳定，被作为心衰的诊断指标。

【参考值】

1.5～9pmol/L，判断值 >22moL（100ng/L）。NT－po－BNP <125pg/mL。

【临床意义】

表 4-23　BNP 检测的临床意义

项　目	临　床　意　义		
	分级	临床表现	BNP（ng/L）
心衰的诊断、监测和预后评估	I 级	无症状左心室功能障碍	244±286
	II 级	心功能不全代偿期	389±374
	III 级	心功能不全失代偿期	640+447
	IV 级	严重的心功能不全	817±435
AMI 的诊断和评估	发病早期（6~24 小时）BNP 水平即显著升高，1 周后达高峰；BNP 水平还可以反映梗死面积和严重程度		
呼吸困难的鉴别	通过测定 BNP 水平，准确筛选出非心衰患者（如肺源性）引起的呼吸困难		
心脏病高危人群的筛查	如糖尿病、遗传性心脏病、高血压等患者，都应定期做 BNP 的检测，及时了解心脏功能状况，具有重要的指导意义		
指导心脏病的治疗	指导利尿剂及血管扩张剂的临床应用		

四、病毒性肝炎检测

（一）甲型肝炎病毒标志物检测

表 4-24　甲型肝炎病毒标志物检测

实验名称	抗原抗体种类	敏　感　性	转　归
甲型肝炎病毒抗体（抗 HAV）检测	抗 HAV-IgM	感染 HAV 的 1 周后产生	1~2 个月抗体滴度下降，3~4 个月大部分消失
	抗 HAV-IgG	感染 HAV 的 3 周后出现	2~5 个月后达到高峰，1 年内维持较高水平，低水平可维持数十年甚至终身
	抗 HAV-IgA	机体感染 HAV 后由肠道黏膜细胞所分泌，出现在甲型病毒性肝炎早期、急性期患者的粪便中	抗 HAV-IgA 为局部抗体
甲型肝炎病毒抗原（HAVAg）检测	HAVAg	HAVAg 存在于 HAV 感染后 10~20 天的粪便中	HAVAg 阳性，见于急性期甲型病毒性肝炎，2 周后消失。HAV-RNA 阳性，对甲型病毒性肝炎的诊断特异性大

（二）乙型肝炎病毒标志物检测

乙型肝炎病毒（HBV）属嗜肝病毒科 DNA 病毒。HBV 的感染途径主要是通过血液传播，其次是母婴垂直传播和性接触传播。血清中出现相应的标志物，主要有乙型肝炎病毒表面抗原（HBsAg）、抗乙型肝炎病毒表面抗原的抗体（抗－HBs）、乙型肝炎病毒 e 抗原（HBeAg）、抗乙型肝炎病毒 e 抗原的抗体（抗－HBe）、抗乙型肝炎病毒核心抗原的抗体（抗－HBc），即俗称为"两对半"。

1. 乙型肝炎病毒标志物检测

（1）乙型肝炎病毒表面抗原（HBsAg）检测

【参考值】

ELISA 法、RIA 法均为阴性；反向间接血凝法（RPHA）为阴性（1∶8）。

【临床意义】

血清 HBsAg 阳性，可见于乙型肝炎病毒感染潜伏期；急性乙型肝炎；HBsAg 携带者；慢性乙型肝炎、肝硬化；肝炎后肝癌等。提纯的 HBsAg 可作为抗原注射，刺激机体产生相应抗体，获取主动免疫。

（2）乙型肝炎病毒表面抗体（抗－HBs）检测

【参考值】

ELISA 法为阴性（P/N≤2.1）；RIA 法为阴性。

【临床意义】

抗 HBs 是一种保护性抗体，提示乙肝患者进入了恢复期，预后好，且机体对乙肝病毒产生了免疫力，该抗体可持续多年。

（3）乙型肝炎病毒 e 抗原（HBeAg）检测

【参考值】

ELISA 法为阴性（P/N≤2.1）；RIA 法为阴性。

【临床意义】

HBeAg 阳性，说明体内乙肝病毒在复制，肝细胞有进行性损伤，同时，提示机体病情处于急性期，有高度的传染性。HBeAg 持续阳性者，易转变为慢性肝炎。

（4）乙型肝炎病毒 e 抗体（抗 HBe）检测

【参考值】

ELISA 法为阴性（P/N≤2.1）；RIA 法为阴性。

【临床意义】

抗－HBe 阳性表示病毒复制已缓解，传染性降低，病情在恢复，但并非无传染性。

（5）乙型肝炎病毒核心抗体（抗 HBc）检测

【参考值】

检测抗 HBc（包括抗 HBc IgM、抗 HBc IgG 和抗 HBc IgA）：ELISA 法为阴性；RIA 法为阴性。

抗 HBc IgG 在机体感染 HBV 后 1 个月左右其滴度开始升高，能反映抗 HBc 总抗体情况 IgG 在体内持续时间较长，具有流行病学意义。

【临床意义】

抗 HBc IgM 阳性是诊断急性乙型肝炎和判断病毒复制活跃的重要指标，并提示患者血液有强传染性。此外，抗 HBc IgM 阳性也可见于慢性活动性肝炎。抗 HBc IgG 高滴度阳性，提示乙型肝炎急性期，且 HBV 正在复制；而低滴度阳性则是既往感染 HBV 的指标。

2. HBsAg、HBeAg、抗 HBc 阳性　俗称"大三阳"，是 HBV 大量复制的指标，传染性强；HBsAg、抗 HBe、抗 HBc 阳性俗称"小三阳"，提示 HBV 复制减少，传染性降低。

表 4 – 25　乙型肝炎标志物测定

HBsAg	抗 HBs	HBeAg	抗 HBe	抗 HBc	临　床　意　义
–	–	–	–	–	未感染过 HBV
–	–	–	–	+	既往感染未能测出抗 HBs
–	+	–	–	–	注射过乙肝疫苗，有免疫力、既往感染
+	–	–	–	+	急性 HBV 感染、慢性 HBsAg 携带者、传染性
–	–	–	+	+	既往感染过 HBV、急性 HBV 感染恢复期
+	–	+	–	+	"大三阳"、急性或慢性乙型肝炎（提示 HBV 复制、传染性强
+	–	–	+	+	"小三阳"、急性 HBV 感染趋向恢复、慢性 HBsAg 携带者（传染性小）
–	+	–	+	+	急性 HBV 感染、恢复期
–	+	–	–	+	急性 HBV 感染、恢复期
+	–	+	–	–	急性 HBV 感染早期、HBV 复制活跃

3. HBV – DNA 及其 DNA 聚合酶测定 HBV – DNA、DNA 聚合酶存在于 HBV 核心内。

【参考值】

正常阴性。

【临床意义】

HBV – DNA 是 HBV 感染的直接、敏感而特异的标志物，如在血清中检出则是 HBV 感染的直接证据。HBV – DNA 聚合酶活性高是 HBV 复制的指标，阳性出现时间较 HBsAg 要早，因而可早期诊断乙型肝炎，持续增高提示乙肝转为慢性。

（三）丙型肝炎病毒血清标志物检测

【参考值】

（1）ELISA 法、RIA 法　抗 HCV IgM、抗 HCV IgG 均为阴性。

（2）斑点杂交试验及 RT – PCR 法　HCV – RNA 均为阴性。

【临床意义】

表 4 –26　丙型肝炎病毒血清标志物检测相关临床意义

检验结果	临床意义
HCV – RNA 阳性	提示 HCV 复制活跃，传染性强
HCV – RNA 和抗 HCV 同时阳性	提示活动性感染
HCV – RNA 阴性而抗 HCV IgG 阳性	提示既往感染的可能性大
抗 HCV IgM 阳性	常见于 HCV 急性感染，发病 4 周后即可阳性，持续 1～4 周，是诊断丙型肝炎早期敏感的指标；若 6 个月未转阴则提示转成了慢性丙型肝炎；是 HCV 活动及判断 HCV 传染性的指标。抗 HCV IgG 的出现晚于抗 HCV IgM，其阳性表明已感染 HCV，但不是早期诊断指标。输血后肝炎有 80%～90% 的患者抗 HCV IgG 阳性

巩固与练习

1. 诊断急性肝炎最敏感的指标是（　　　）

　　A. 血清蛋白定量　　　　　　　B. r – GT

　　C. 丙氨酸氨基转移酶　　　　　D. ALP

    E. LDH

2. 关于血清白蛋白降低原因，下述错误的是(　　)

    A. 合成障碍　　　　B. 严重脱水　　　　C. 摄入不够

    D. 丢失过多　　　　E. 消耗过大

3. A/G 倒置可见于(　　)

    A. 急性肝炎　　　　B. 胆管结石症　　　　C. 肝硬化

    D. 严重营养不良　　E. 急性大出血

4. 患溶血性黄疸时尿中胆红素(　　)

    A. 正常或稍增加　　B. 轻度增多　　　　C. 明显增多

    D. 阴性　　　　　　E. 减少

5. 下列关于乙型肝炎病毒 e 抗原和 e 抗体的描述，不正确的是(　　)

    A. HBeAg 阳性表明乙型肝炎处于活动期，提示 HBV 在体内复制，传染性较强

    B. HBeAg 持续阳性，表明肝细胞损害较重，可转为慢性乙型肝炎或肝硬化

    C. HBeAb 阳性，表示乙肝病毒被清除，已无传染性

    D. HBeAg 和 HBeAb 均阳性，并伴 ALT 升高时可进展为原发性肝癌

    E. HBeAg 转阴，表示病毒复制停止

参考答案

1. C　2. B　3. C　4. D　5. C

第五节　肾功能检查

【考点重点点拨】

1. 内生肌酐清除率、血肌酐、尿素氮及二氧化碳结合力测定的意义、正常值及异常的临床意义

2. 浓缩稀释试验的临床意义

一、肾小球功能检查

(一) 内生肌酐清除率测定

肾小球功能主要是滤过功能，能反映肾小球滤过功能的试验有内生肌酐清除率、血肌酐及尿素氮的测定。

【参考值】

成人（体表面积按 $1.73m^2$ 计算）：$80 \sim 120ml/min$。

【临床意义】

表 4 - 27　内生肌酐清除率测定临床意义

临 床 意 义	特 点
①评判肾小球的滤过功能 ②用于肾功能不全分期 ③指导临床用药 ④观察肾移植后肾功能 ⑤观察药物肾毒性及调整用药剂量	肾小球损伤后 Ccr 降低，是较早反映 GFR 的敏感指标
	Ccr $80 \sim 50ml/min$ 为肾功能不全代偿期；Ccr $50 \sim 20ml/min$ 为肾功能不全失代偿期；Ccr $20 \sim 10ml/min$ 为肾功能衰竭期；Ccr $\leqslant 10ml/min$ 为肾衰终末期
	Ccr 在 $30 \sim 40ml/min$ 应限制蛋白质摄入，Ccr $\leqslant 30ml/min$ 应停用噻嗪类利尿剂，改用袢利尿剂，Ccr $\leqslant 10ml/min$ 应透析治疗
	肾功能恢复者 Ccr 逐渐回升；反之则不回升或下降

(二) 血肌酐测定 (Cr)

【参考值】

(1) 全血肌酐　$88 \sim 177\mu mol/L$。

(2) 血清或血浆肌酐　男性 $53 \sim 106\mu mol/L$，女性 $44 \sim 97\mu mol/L$。

【临床意义】

在肾脏疾病早期血中肌酐往往不高，只有当肾小球的滤过功能下降至正常人的 1/3 时，血中肌酐才明显升高。因而，血肌酐测定不是检测肾功能的敏感指标。

表 4 - 28　血肌酐测定临床意义

临床意义	特 点
诊断严重肾脏疾病	Cr 浓度升高。 Cr 升高的程度与慢性肾功能衰竭的程度呈正比： ①肾功能衰竭代偿期，Cr 浓度常 $< 178\mu mol/L$ ②肾功能衰竭失代偿期，Cr 浓度 $178 \sim 445\mu mol/L$ ③肾功能衰竭期，Cr 浓度常 $> 445\mu mol/L$

续表

临床意义	特 点
鉴别肾前性与肾实质性少尿	①肾前性少尿，血肌酐升高一般不超过 200μmol/L ②肾实质性少尿，血肌酐升高可达 200μmol/L 以上

（三）血清尿素氮测定

【参考值】

成人 3.2 ~ 7.1mmol/L，儿童 1.8 ~ 6.5mmol/L。

【临床意义】

表 4 - 29 血清尿素氮测定临床意义

临床意义	特 点
肾前性因素	①肾血流量减少：主要由心功能不全、水肿、脱水、休克等引起 ②蛋白质分解增加：可见于消化道出血、严重创伤、急性感染、大手术后、甲状腺功能亢进症等
肾脏因素	见于多种严重肾脏疾病。一般血尿素氮升高时，提示有效肾单位损坏达 60% ~ 70%。在慢性肾功能衰竭时，血尿素氮升高的程度往往与肾脏损伤的严重情况呈正比：肾衰竭代偿期 GFR 下降至 50% 以下，BUN < 9mmol/L；肾衰竭失代偿期 BUN > 9mmol/L；肾衰竭期 BUN > 20mmol/L
肾后性因素	尿路结石、前列腺肥大、泌尿系肿瘤等可引起尿路梗阻、尿潴留，从而引起肾小管内压力增大而使尿素逆扩散入血，血尿素氮增高

二、肾小管功能检查

（一）浓缩稀释试验

【参考值】

24 小时尿量 1000 ~ 2000ml；昼尿量/夜尿量（3 ~ 4）：1；夜尿量 < 750ml；尿比重最高 > 1.020；尿最高与最低比重差 > 0.009。

【临床意义】

表 4 - 30 肾小管浓缩稀释试验临床意义

特 点	临 床 意 义
尿少、比重高	见于肾前性少尿（血容量不足）、肾性少尿（如急性肾小球肾炎）
夜尿多、比重低	提示肾小管功能受损，可见于慢性肾小球肾炎后期、间质性肾炎、高血压病等。常 > 750ml（24 小时尿量 > 2500ml）；且尿比重低，最高尿比重 < 1.018，尿最高与最低比重差 < 0.009

续表

特 点	临 床 意 义
尿比重低而固定	尿比重在 1.010 ± 0.003（等张尿），见于肾脏病变晚期，提示肾小管重吸收功能很差，浓缩稀释功能丧失

（二）血浆二氧化碳结合力测定

【参考值】

$20 \sim 30$mmol/L（$50 \sim 70$vol%）。

【临床意义】

（1）$CO_2 - CP$ 降低　提示体内碱储备不足，见于代谢性酸中毒或代偿性呼吸性碱中毒。

（2）$CO_2 - CP$ 增高　提示体内碱储备增加，见于代谢性碱中毒、或代偿后的呼吸性酸中毒。

巩固与练习

1. 正常情况能反映肾小球滤过功能的指标是(　　)

　　A. 尿蛋白　　　　　B. 葡萄糖　　　　　C. 钾离子

　　D. 血尿酸　　　　　E. 血肌酐

2. 几乎不被肾小管重吸收的物质是(　　)

　　A. 尿素　　　　　　B. 氨基酸　　　　　C. 肌酐

　　D. 谷胱甘肽　　　　E. 肌酸

参考答案

1. E　2. C

第六节　常用生化检查

【考点重点点拨】

1. 血清钾、钠、氯、钙测定的正常值及异常的临床意义

2. 血糖、血脂测定的正常值及异常的临床意义

一、血清钾、钠、氯、钙测定的正常值及异常的临床意义

（一）血清钾测定

【参考值】

成人 3.5~5.5mmol/L，儿童 3.4~4.7mmol/L。

【临床意义】

表 4-31　血清钾异常的临床意义

血清钾增高	血清钾降低
①肾脏排钾减少 ②摄入或注射大量钾盐，超过肾脏排钾能力 ③严重溶血或组织损伤 ④组织缺氧或代谢性酸中毒时大量细胞内的钾转移至细胞外液	①钾盐摄入不足 ②钾丢失过多 ③其他：如心功能不全、肾性水肿或大量输入无钾液体

（二）血清钠测定

【参考值】

成人 135~145mmol/L，儿童 138~145mmol/L。

【临床意义】

表 4-32　血清钠异常的临床意义

血清钠增高	血清钠降低
①过多地输入含钠盐的溶液 ②水分摄入不足 ③肾上腺皮质功能亢进 ④原发性醛固酮增多症 ⑤脑外伤或急性脑血管病等	①胃肠道失钠：如幽门梗阻、腹泻等 ②尿钠排出增多：如急性肾功能不全多尿期，用利尿剂 ③皮肤失钠：如大量汗出、大面积烧伤 ④抗利尿激素过多：如肝肾综合征、肝硬化腹水等

（三）血清氯化物测定

【参考值】

95~105mmol/L。

【临床意义】

表 4 - 33　血清氯化物异常的临床意义

分　型	临　床　意　义
血清氯化物降低	低钠血症常伴低氯血症。临床多见。但当大量损失胃液时，才以失氯为主而失钠很少；若大量丢失肠液时，则失钠甚多而失氯较少。低氯血症还见于大量出汗、长期应用利尿剂等引起氯离子丢失过多
血清氯化物增高	见于过量补充氯化钠、氯化钙、氯化铵溶液，以及高钠血症性脱水、肾功能不全、尿路梗阻或心力衰竭等所致的肾脏排氯减少

（四）血清钙测定

【参考值】

血清总钙 2.25 ~ 2.58mmol/L，离子钙 1.10 ~ 1.34mmol/L。

【临床意义】

表 4 - 34　血清钙异常的临床意义

血清钙增高	血清钙降低
①摄入钙过多及静脉输入钙过量 ②溶骨作用增强：如甲状旁腺功能亢进等 ③大量应用维生素 D 治疗可使肠钙吸收增加和骨钙溶解	①钙摄入不足和吸收不良：如长期低钙饮食、腹泻等 ②成骨作用增强：如甲状旁腺功能减退等 ③钙吸收障碍：如维生素缺乏等 ④妊娠后期及哺乳期需钙量增加而补充不足 ⑤肾脏疾病：如慢性肾功能不全等

二、血糖、血脂测定的正常值及异常的临床意义

（一）血糖测定

【参考值】

葡萄糖氧化酶法：3.9 ~ 6.1mmol/L。

【临床意义】

1. 生理性变化

（1）血糖升高见于餐后 1 ~ 2 小时、高糖饮食、剧烈运动及情绪激动等，常为一过性。

（2）血糖降低见于饥饿、剧烈运动等。

2. 病理性变化

表4-35 血糖病理性变化的临床意义

血 糖 增 高	血 糖 降 低
①糖尿病	①胰岛细胞瘤或腺癌、胰岛素注射过量
②其他内分泌疾病：如甲状腺功能亢进症、嗜铬细胞瘤、肾上腺皮质功能亢进等	②缺乏抗胰岛素的激素，如生长激素、甲状腺激素、肾上腺皮质激素等
③应激性高血糖：如颅内高压、颅脑外伤、中枢神经系统感染、心肌梗死等	③肝糖原贮存缺乏
	④急性乙醇中毒
④药物影响：如噻嗪类利尿剂、口服避孕药、泼尼松等	⑤先天性糖原代谢酶缺乏
	⑥消耗性疾病
⑤肝脏和胰腺疾病	⑦非降糖药物影响
⑥其他：如高热、呕吐、腹泻、脱水、麻醉和缺氧等	⑧特发性低血糖

（二）血清总胆固醇（TC）测定

【参考值】

合适范围：<5.18mmol/L；边缘升高：5.18～6.19mmol/L；升高：≥6.22mmol/L。

【临床意义】

1. TC 增高 是冠心病的危险因素之一。TC 升高还见于甲状腺功能减退症、糖尿病、肾病综合征、胆总管阻塞、长期高脂饮食等。

2. TC 降低 见于重症肝脏疾病如急性重型肝炎、肝硬化等；甲状腺功能亢进症；贫血、营养不良和恶性肿瘤等；应用某些药物，如雌激素、甲状腺激素、钙拮抗剂等。

（三）血清甘油三酯（TG）测定

【参考值】

0.56～1.7mmol/L。

【临床意义】

1. TG 增高 常见于冠心病、原发性高脂血症、动脉粥样硬化症、肥胖症、阻塞性黄疸、糖尿病、肾病综合征等。

2. TG 降低 见于甲状腺功能亢进症、肾上腺皮质功能减退或肝功能严重低下等。

巩固与练习

1. 不含导致血清钾增高的临床因素是( )

    A. 钾盐摄入过多   B. 肾功衰竭

    C. 严重溶血   D. 代谢性酸中毒

    E. 严重的呕吐、腹泻

2. 空腹血糖的参考值范围是( )

    A. 2.8~7.8mmol/L   B. 4.4~6.7mmol/L

    C. 4.5~5.9mmol/L   D. 6.7~11.1mmol/L

    E. <11.1mmol/L

参考答案

1. E 2. B

第七节 酶学检查

【考点重点点拨】

血清淀粉酶、心肌酶检测的正常值及异常的临床意义

表4-36 血清淀粉酶、心肌酶检测的正常值及异常的临床意义

实验名称		参考值	临床意义
淀粉酶（AMS）测定		血清：800~1800U/L 尿液：1000~12000U/L	急性胰腺炎时血、尿淀粉酶明显升高有诊断意义
心肌损伤常用酶检测	血清肌酸激酶（CK）	男性：38~174U/L 女性：26~140U/L	（1）心脏疾病 ①急性心肌梗死（AMI）：发病后4~10小时开始升高，12~36小时达高峰，72~96小时后恢复正常，是 AMI 早期诊断的敏感指标之一 ②心肌炎：CK 活性也明显升高 （2）肌肉疾病及损伤

续表

实验名称		参 考 值	临 床 意 义
心肌损伤常用酶检测	肌酸激酶同工酶测定（CK－MB、CK－MM、CK－BB）	CK－MM 活性 94%～96% CK－MB 活性＜5% CK－BB 极少或为 0	（1）CK－MB 增高 ①AMI：CK－MB 特异性及敏感性较高，是早期诊断的重要指标 ②其他心肌损伤 ③肌肉疾病及手术 （2）CK－MM 增高 ①AMI ②其他肌肉疾病及损伤 （3）CK－BB 增高 ①神经系统疾病：如脑梗死、脑损伤等 ②肿瘤

1. 对急性胰腺炎诊断最具意义的化验指标是（　　　）

A. r－GT　　　　　B. AMS　　　　　C. AST

D. ALP　　　　　E. LDH

参考答案

1. B

第八节　免疫学检查

【考点重点点拨】

1. 血清免疫球蛋白及补体测定的临床意义

2. 抗链球菌溶血素"O"、类风湿因子、肥达反应、梅毒血清学检查及艾滋病病毒抗体测定的临床意义

3. 肿瘤标志物检测的临床意义

一、血清免疫球蛋白及补体测定的临床意义

（一）血清免疫球蛋白测定的临床意义

表4-37　血清免疫球蛋白测定的临床意义

临　床　意　义			IgA	IgD	IgE	IgG	IgM
免疫球蛋白增高	单克隆性增高	原发性巨球蛋白血症					明显增高
		多发性骨髓瘤	增高	增高	增高	增高	
		过敏性疾病			增高		
	多克隆性增高	常见于各种慢性感染、慢性肝病、肝癌、淋巴瘤以及系统性红斑狼疮、类风湿关节炎等自身免疫性疾病	增高			增高	增高
免疫球蛋白降低		见于各类先天性和获得性体液免疫缺陷、联合免疫缺陷及长期使用免疫抑制剂	降低	降低	降低	降低	降低

（二）血清补体测定的临床意义

1. 总补体溶血活性（CH_{50}）测定

表4-38　血清总补体溶血活性测定的临床意义

分　型	临　床　意　义
CH_{50}增高	见于各种急性炎症、组织损伤和某些恶性肿瘤等
CH_{50}减低	更有意义，主要见于补体成分大量消耗，如血清病、链球菌感染后肾小球肾炎、系统性红斑狼疮、自身免疫性溶血性贫血、类风湿关节炎及同种异体移植排斥反应等

2. 血清 C_3 测定

表4-39　血清 C_3 测定的临床意义

分　型	临　床　意　义
C_3 增高	C_3 作为急性时相反应蛋白，在各种急性炎症、传染病早期、某些恶性肿瘤（以肝癌最明显）及排异反应时增高
C_3 减低	可作为肾脏病诊断与鉴别诊断依据，如急性肾炎、链球菌感染后肾炎、狼疮性肾炎血清 C_3 均减低。还见于活动性系统性红斑狼疮和类风湿关节炎等

二、感染免疫检测

（一）抗链球菌溶血素"O"（ASO）测定的临床意义

ASO 升高常见于 A 群溶血性链球菌感染及感染后免疫反应所致的疾病，如感染性心内膜炎及扁桃腺炎、风湿热、链球菌感染后急性肾小球肾炎等。

（二）类风湿因子（RF）测定的临床意义

未经治疗的类风湿关节炎患者，RF 阳性率为 80%，且滴度常 > 1：160。

系统性红斑狼疮、硬皮病、皮肌炎等风湿性疾病，感染性疾病如传染性单核细胞增多症、感染性心内膜炎、结核病等，RF 也可阳性，但其滴度均较低。有 1%~4% 的正常人可呈弱阳性反应，尤以 75 岁以上的老年人多见。

（三）肥达反应测定的临床意义

1. 单份血清抗体效价 O > 1：80、H > 1：160，副伤寒甲、乙、丙 > 1：80，有辅助诊断意义。若抗体效价依次递增或恢复期较急性期升高 4 倍或以上，则更有诊断意义。

2. 仅有 O 升高而 H 不高，可能为病程早期或其他沙门菌感染。

3. 仅有 H 升高而 O 不高，可能为曾接种过伤寒疫苗或既往感染过。

（四）梅毒血清学检查测定的临床意义

反应素试验（RPR）敏感性较高，用于梅毒的初筛，临床易出现假阳性，故定性试验阳性时必须进行确诊试验，若特异性抗体试验（TPT）阳性，可确诊。

（五）艾滋病病毒抗体测定的临床意义

筛选试验敏感性高但特异性差，常有假阳性。确诊试验有利于艾滋病的确诊和早期诊断。临床上抗 HIV 抗体阳性，如无任何临床症状，则为 HIV 感染者；如有症状，可诊断为艾滋病。

三、肿瘤标志物检测的临床意义

（一）血清甲胎蛋白（AFP）测定的临床意义

表 4 - 40　AFP 测定的临床意义

疾病名称	临 床 意 义
原发性肝癌	AFP 是目前诊断原发性肝细胞癌最特异的标志物，但也有 10% ~ 30% 患者，AFP 不增高或增高不明显
病毒性肝炎、肝硬化	AFP 也可升高（常 <200μg/L）
妊娠	妊娠 3 ~ 4 个月后，AFP 上升，7 ~ 8 个月达高峰（<400μg/L），分娩后约 3 周即恢复正常。孕妇血清中 AFP 异常升高，有可能为胎儿神经管畸形
其他	生殖腺胚胎性肿瘤、胃癌、胰腺癌等，血中 AFP 也可增加

（二）癌胚抗原（CEA）测定的临床意义

表 4 - 41　CEA 测定的临床意义

CEA 升高的程度	临 床 意 义
明显增高	主要见于结肠癌、胰腺癌、胃癌、乳腺癌等
升高	原发性肝癌中不超过 9% 的患者 CEA 升高，而转移性肝癌患者 CEA 阳性率高达 90%，且绝对值明显增高，CEA 对鉴别原发性和转移性肝癌有帮助
轻度升高	可见于溃疡性结肠炎、胰腺炎、肝硬化、肺气肿、支气管哮喘等

（三）血清癌抗原 125（CA125）测定的临床意义

1. 卵巢癌患者血清 CA125 明显升高，阳性率可达 97%，有助于卵巢癌诊断、观察疗效和判断有无复发。

2. 其他癌症也可阳性。非恶性肿瘤 CA125 也会升高，但多不超过 10 万 U/L，肝硬化失代偿期 CA125 明显增高。

（四）血清前列腺特异性抗原（PSA）测定的临床意义

1. PSA 是前列腺癌最有价值的肿瘤标志物。

2. 部分良性前列腺瘤、急性前列腺炎、前列腺肥大者 PSA 也可升高。

巩固与练习

1. 下列各疾病中，较易出现梅毒血清试验假阳性反应的是（　　）
   A. 类风湿关节炎
   B. 桥本氏（Hashimoto）甲状腺炎
   C. 疱疹病毒感染
   D. 全身性红斑狼疮
   E. 风湿热

2. 艾滋病毒感染最简便的筛检方法是（　　）
   A. 艾滋病毒培养　　　　　　B. PCR 检测病毒 RNA
   C. 抗体检测（ELISA）　　　D. CD_4/CD_8 比值测定
   E. p24 检验

3. 以下不是肿瘤标志物的是（　　）
   A. CEA　　　　　B. CA125　　　　　C. ALP
   D. PSA　　　　　E. TPA

4. 导致血清甲胎蛋白升高的疾病除外（　　）
   A. 原发肝癌　　　B. 肝硬化　　　　C. 胰腺癌
   D. 畸胎瘤　　　　E. 肝转移癌

参考答案

1. D　2. C　3. C　4. E

第九节　尿液检查

【考点重点点拨】

常用尿液检查的内容、正常值和异常的临床意义

一、标本的采集与保存

一般常规检查时，用清洁容器随时留取新鲜尿液 100～200ml 即可，

但以晨尿为好，应避开月经期，防止阴道分泌物混入，留取中段尿。标本要在半小时内及时送检。

做细菌培养时，用1：1000苯扎溴铵（新洁尔灭）消毒外阴后留取中段尿10~20ml于灭菌容器内，必要时进行导尿。

化学定量检查时，应留24小时昼夜尿送检，并加入适当防腐剂（甲醛或甲苯等）。

二、一般性状检查

（一）尿量

1. 正常人1000~2000ml/24h，尿量多少与饮水量和其他途径排出液体量有关。

2. 尿量异常

表4-42　尿量异常病因、临床意义

异常类型	临床表现	病因	临床意义
多尿	尿量超过2500ml/24h	生理性	见于大量饮水或进食有利尿作用的食物（茶、咖啡）
		病理性	见于糖尿病、尿崩症、有浓缩功能障碍的肾脏疾病（如慢性肾炎、慢性肾盂肾炎、慢性间质性肾炎、急性肾衰竭多尿期）及精神性多尿等
少尿	尿量少于400ml/24h（或17ml/h）		①肾前性：各种原因所致的肾血流量减少，如休克、脱水、心力衰竭及肾动脉栓塞等 ②肾性：急性肾小球肾炎、慢性肾炎急性发作、急性肾衰竭少尿期及慢性肾衰竭终末期等 ③肾后性：尿路梗阻如肿瘤、结石、尿道狭窄等
无尿或尿闭	尿量少于100ml/24h		

（二）颜色和透明度

1. 正常新鲜尿为黄色或淡黄色，透明，但可受食物、药物和尿量影响。

2. 病理性尿色改变

表4-43　病理性尿色改变

尿色改变类型	尿液性状	临床意义
血尿	尿液呈淡红色、洗肉水样或混有血凝块	见于泌尿系统的炎症、结核、结石、肿瘤及出血性疾病（血小板减少性紫癜、过敏性紫癜）等
血红蛋白尿	尿液颜色呈浓茶色或酱油色，镜检无红细胞，但隐血试验可呈强阳性	见于溶血性贫血（如蚕豆病、恶性疟疾）、血型不合的输血反应、阵发性睡眠性血红蛋白尿等
胆红素尿	尿液呈深黄色，振荡后泡沫亦呈黄色	见于肝细胞性黄疸及阻塞性黄疸
乳糜尿	尿液呈乳白色，如含有较多的血液则称为乳糜血尿	见于丝虫病，少数因结核、肿瘤引起
脓尿和菌尿	菌尿云雾状，静置后不下沉；脓尿放置后可见白色絮状沉淀。此两种尿液不论加热、加酸，其混浊均不消失	见于泌尿系统感染，如肾盂肾炎、膀胱炎

（三）气味

正常尿液的气味来自尿内的挥发性酸。尿液新鲜排出时即有氨味，提示慢性膀胱炎及尿潴留。糖尿病酮症酸中毒时尿呈烂苹果味，有机磷中毒时尿带蒜臭味。

（四）酸碱反应

正常新鲜尿多呈弱酸性至中性反应，pH 5.0~7.0（平均6.0）。

表4-44　尿液酸碱反应测定相关临床意义

酸碱反应测定结果	临床意义
尿液酸度增高	见于多食肉类、蛋白质，代谢性酸中毒、发热、痛风等
碱性尿	见于多食蔬菜、服用碳酸氢钠类药物、代谢性碱中毒、肾小管性酸中毒、呕吐等

（五）比重

正常人在普通膳食情况下，尿比重波动在1.015~1.025。若大量饮水尿比重可降低至1.003以下，机体缺水尿比重可高达1.030以上。

表 4 – 45　尿比重分型及临床意义

尿比重分型	临 床 意 义
尿比重病理性增高	见于急性肾小球肾炎、糖尿病、蛋白尿、失水、血容量不足等
尿比重减低	见于大量饮水、尿崩症（常 < 1.003）、慢性肾炎、肾衰竭和肾小管间质疾病等
尿比重固定（常在 1.010 左右，称为等张尿）	见于肾实质严重损害

三、化学检查

（一）尿蛋白

健康成人经尿排出的蛋白总量为 0 ~ 80mg/24h。当尿液用常规定性方法检查蛋白呈阳性或定量检查超过 120mg/24h 者为蛋白尿。

1. 肾小球性蛋白尿

（1）类型

①选择性蛋白尿　肾小球滤过膜损害较轻时，以中分子白蛋白为主。

②非选择性蛋白尿　肾小球滤过膜损害严重时，尿内出现不同分子量的蛋白，尤其是 IgG、IgA、IgM、补体 C_3 等大分子量蛋白，免疫球蛋白/白蛋白清除率 > 0.5。

（2）临床意义

①选择性蛋白尿　常见于微小病变型肾病。

②见于各类原发、继发肾小球疾病。

③判断蛋白尿有无选择性对肾脏病的诊断、治疗及估计预后有一定意义。

2. 肾小管性蛋白尿　常见于肾盂肾炎、间质性肾炎、肾小管性酸中毒、中毒性肾病（汞、镉、铋等重金属及应用庆大霉素、卡那霉素、多黏菌素等引起）、肾移植术后及一些中草药如马兜铃、木通过量等。

3. 混合性蛋白尿　见于肾小球疾病后期（如慢性肾炎）累及肾小管、肾小管间质病后期（如炎症、中毒）涉及肾小球以及全身性疾病同时侵犯肾小球和肾小管（如糖尿病、系统性红斑狼疮等）。

4. 溢出性蛋白尿

（1）发生机制　肾功能正常，但由于血循环中出现大量低分子量蛋白质如免疫球蛋白轻链、游离血红蛋白或肌红蛋白等，可经肾小球滤出，超过肾小管重吸收能力。

（2）临床意义 见于多发性骨髓瘤、浆细胞病、大面积心肌梗死、严重骨骼肌创伤和急性血管内溶血等。

5. 组织性蛋白尿

（1）发生机制 尿液形成过程中，肾小管代谢产生的和肾组织破坏分解的蛋白质及炎症、药物刺激分泌的蛋白质。

（2）临床意义 肾脏炎症、中毒时排出量增多。

6. 假性蛋白尿又称偶然性蛋白尿

（1）发生机制 肾脏以下泌尿道疾病产生大量脓、血、黏液等混入尿中，或阴道分泌物掺入尿中。

（2）临床意义 肾脏以下泌尿道疾病，阴道炎等。

（二）糖

正常人尿内可有微量葡萄糖，定性试验为阴性；定量为 $0.56 \sim 5.0$ mmol/24h。当血糖升高超过肾糖阈值 8.89mmol/L（160mg/dl）或血糖正常而肾糖阈值降低时，则定性检测尿糖呈阳性，称为糖尿，一般指葡萄糖尿。

表 4-46 糖尿分型及临床意义

糖尿分型		临床意义
血糖增高性糖尿		常见于因胰岛素相对减少或绝对不足所致的糖尿病，也见于肢端肥大症、甲状腺功能亢进症、嗜铬细胞瘤、库欣综合征等
血糖正常性糖尿		由于肾小管病变对葡萄糖的重吸收功能减退，肾糖阈值降低所致的糖尿，又称肾性糖尿。常见于慢性肾炎、肾病综合征、家族性糖尿、新生儿糖尿等
暂时性糖尿	生理性糖尿	见于短时间内摄入大量糖，或静脉滴注大量葡萄糖后可一过性血糖升高，尿糖阳性
	应激性糖尿	见于颅脑外伤、脑出血、急性心肌梗死等，肾上腺素或胰高血糖素分泌过多或延脑血糖中枢受到刺激，可出现暂时性高血糖和糖尿
其他糖尿		①乳糖、半乳糖、果糖等进食过多，或肝硬化时对果糖、半乳糖的利用下降等情况，可出现果糖尿或半乳糖尿 ②哺乳期产生过多乳糖，可形成乳糖尿
假性糖尿		尿中不少物质具有还原性，如维生素C、尿酸、葡萄糖醛酸或随尿排出的药物如异烟肼、链霉素、水杨酸、阿司匹林、黄柏、黄连、大黄等，可使班氏试剂中氧化高铜还原成氧化低铜，使尿糖定性呈假阳性反应

（三）酮体

酮体包括乙酰乙酸、β-羟丁酸和丙酮，一般检查法为阴性。

糖尿病酮症酸中毒时尿酮体呈强阳性反应，多伴有高糖血症和糖尿；接受双胍类药物治疗者，出现酮尿，但血糖、尿糖正常。妊娠剧烈呕吐、重症不能进食等亦可致尿酮体阳性。

四、显微镜检查

（一）细胞

表4-47 尿液细胞检测及临床意义

分 型	临 床 意 义
红细胞	①检查所见高倍镜视野红细胞超过3个以上，尿外观无血色，诊断为镜下血尿；检查所见尿内含血量较多，外观呈红色，诊断为肉眼血尿 ②临床意义：血尿常见于急性肾小球肾炎、慢性肾炎急性发作期、急性膀胱炎、肾结核、肾结石、肾盂肾炎、狼疮性肾炎、紫癜性肾炎、血友病及肿瘤等
白细胞和脓细胞	①正常时新鲜尿离心沉淀法每个高倍视野白细胞可达0~5个，不离心尿不超过1个，诊断为正常尿 ②如检查所见离心后每高倍镜视野超过5个白细胞或脓细胞，诊断为镜下脓尿，多为泌尿系统感染引起，见于肾盂肾炎、膀胱炎、尿道炎及肾结核等 ③镜检除成团的脓细胞外，还可见到多量扁平上皮细胞，诊断为尿内常混入阴道分泌物，临床意义为成年女性生殖系统有炎症。应与泌尿系统炎症相鉴别
上皮细胞	①复层鳞状上皮细胞（扁平上皮细胞），来自阴道及尿道黏膜表层，成年女性尿中多见，临床意义不大；如见尿中大量或片状脱落且伴有白细胞、脓细胞，见于尿道炎 ②表面移行上皮细胞（大圆上皮细胞），来自膀胱上皮表层和尿道、阴道上皮中层，偶见于正常人尿内，大量出现见于膀胱炎 ③检查所见中层移行上皮细胞（尾形上皮细胞），多来自肾盂，又称肾盂上皮细胞，有时来自输尿管，肾盂肾炎、输尿管炎时可见成片脱落 ④检查所见肾小管上皮细胞（小圆上皮细胞），主要来自肾小管上皮，表示肾小管有病变，常见于急性肾小球肾炎，成堆出现表示有肾小管坏死，也见于肾移植术后急性排斥反应

（二）管型

管型是蛋白质、细胞或碎片在肾小管、集合管中凝结而成的圆柱状蛋白聚合体。

形成管型的必要条件如下：

①蛋白尿的存在。

②尿液的充分酸化和尿液的高度浓缩（盐类）。

③有可供交替使用的肾单位，则可产生局部性尿液积滞，以利蛋白质浓缩、沉析并凝聚成管型。

（三）类型、检查所见与临床意义

表4–48　尿液管型类型及临床意义

类　型	检　查　所　见	临　床　意　义
透明管型	为无色透明的圆柱状体，两端钝圆，偶有少许颗粒	偶见于健康人；剧烈运动、高热、心功能不全时，可见少量；肾实质病变时，明显增多
细胞管型	管型基质内含有细胞，其数量超过1/3的管型体积，可分以下3种管型：红细胞管型、白细胞管型、肾小管上皮细胞管型	①红细胞管型：肾实质出血所致。见于急进性肾炎、急性肾炎、慢性肾炎急发、狼疮性肾炎及肾移植术后急性排斥反应等 ②白细胞管型：常提示肾实质有细菌感染性病变，主要见于肾盂肾炎、间质性肾炎等 ③肾小管上皮细胞管型：表示肾小管有病变，是肾小管上皮细胞脱落的指征。常见于急性肾小管坏死、肾病综合征、慢性肾炎晚期、高热、子痫、金属（镉、汞、铋）和化学物质中毒等
颗粒管型		①粗颗粒管型：见于慢性肾炎、肾盂肾炎或某些原因（药物中毒等）引起的肾小管损伤 ②细颗粒管型：见于慢性肾炎或急性肾炎后期
脂肪管型		常见于肾病综合征、慢性肾炎急发、中毒性肾病等
蜡样管型		提示肾小管病变严重，预后较差。见于慢性肾炎晚期、慢性肾衰竭及肾淀粉样变性
宽幅管型		急性肾衰竭多尿早期，此管型大量出现；慢性肾衰竭时，如出现提示预后不良
细菌管型		见于泌尿系感染性疾病

（四）结晶体

尿中结晶体的形成，与该物质在尿中的溶解度、浓度、当时温度以及尿中的 pH 等有关。结晶体的发现一般临床意义较小。若经常出现于新鲜尿中并伴有较多红细胞时，应怀疑有泌尿系结石的可能。

（1）酸性尿中常见的结晶体　有尿酸结晶、草酸钙结晶、非结晶形尿酸盐、亮氨酸结晶和酪氨酸结晶等。

（2）碱性尿中常见的结晶体　有三价磷酸盐结晶（又称铵镁磷酸盐结晶）、尿酸铵结晶、非晶形磷酸盐、磷酸钙结晶和碳酸钙结晶等。

（3）磺胺药物结晶　磺胺结晶种类甚多，形状各异。易在酸性尿中形成结晶，多在肾小管内析出。若尿中发现可疑结晶体，应及时与临床联系，了解服药情况以协助鉴别。若在服用磺胺药物时，尿中出现大量磺胺结晶且伴有红细胞或管型时，有发生泌尿道结石或尿闭及急性肾衰竭的可能，应及时停药采取有效措施。

五、病原体检查

用无菌操作取清洁中段尿，做尿液直接涂片镜检，或细菌定量培养，或形态染色鉴定，可查见大肠杆菌或葡萄球菌（肾盂肾炎、膀胱炎）、结核杆菌（肾结核）、淋病球菌（淋病）等。尿液直接涂片若平均每个油镜视野 >1 个以上细菌，为尿菌阳性。细菌定量培养菌落计数 $>10^5/ml$ 为尿菌阳性；$<10^4/ml$ 为污染（假阳性）；在 $10^4 \sim 10^5/ml$ 者应复查或结合临床判断。

六、尿液的其他检查

（一）1小时尿细胞计数

【参考值】

红细胞：男性 $<3 \times 10^4/h$，女性 $<4 \times 10^4/h$；白细胞：男性 $<7 \times 10^4/h$，女性 $<14 \times 10^4/h$。

【临床意义】

肾盂肾炎、膀胱炎和前列腺炎以白细胞数增多为主，急性肾炎、慢性肾炎急性发作红细胞数增多。

（二）尿红细胞形态

【参考值】

1. 肾小球源性血尿多形性红细胞常 $>80\%$。
2. 非肾小球源性血尿多形性红细胞 $<50\%$。

【临床意义】

表 4 - 49 尿红细胞形态变化相关临床意义

多形性红细胞所占百分比（%）	临 床 意 义
>80	见于各类肾小球疾病如急性、慢性、急进性肾小球肾炎，紫癜性肾炎、狼疮性肾炎等；非肾小球源性血尿红细胞呈均一性
<50	见于肾盂肾炎、膀胱炎、结石、肿瘤、畸形和血液病等

（三）尿 β_2 微球蛋白

【参考值】

尿液中浓度 <0.2mg/L 或 370μg/24h。

【临床意义】

表 4 - 50 尿 β_2 微球蛋白测定临床意义

分 型	临 床 意 义
尿 β_2 - M 增高	见于肾小管重吸收功能受损如肾盂肾炎、急性肾小管坏死、间质性肾炎、中毒性肾病及慢性肾小球肾炎等。单纯性膀胱炎时尿 β_2 - M 不高
血清及尿 β_2 - M 均增高	见于肾小球和肾小管功能均受损，亦见于某些恶性肿瘤

（四）尿免疫球蛋白（Ig）及补体 C_3

【参考值】

1. 尿 Ig 及补体 C_3 多为阴性。

2. 尿 Ig 及补体 C_3 阳性。

【临床意义】

表 4 - 51 尿免疫球蛋白及补体 C_3 测定临床意义

尿 Ig 及 C_3 检查结果	临 床 意 义
阴性	提示微小病变性肾病和肾小管疾病
阳性	提示为非选择性蛋白尿。尿 IgM 增高，提示肾小球滤过膜损害严重、治疗效果及预后差

（五）泌尿系统常见疾病的尿液特点小结

表 4－52　泌尿系统常见疾病尿液特点

病名	颜色	比重	蛋白定性	红细胞	白细胞	管型	蛋白尿性质
急性肾炎	较深黄色或洗肉水样	1.020 ~ 1.030	(+ ~ ++)	多量，变形红细胞为主	少量	透明管型及细颗粒管型为主，也可见红细胞及肾上皮细胞管型	肾小球性蛋白尿
慢性肾炎	淡黄	1.010 ~ 1.020	(+ + ~ + + +)	少量，变形红细胞为主	少量	细、粗颗粒管型，偶见脂肪管型、蜡样管型	混合性蛋白尿
肾病综合征	淡黄	1.020 ~ 1.040	(+ + + ~ + + +)	少量	少量	脂肪管型、细粗颗粒管型	肾小球蛋白尿（选择性或非选择性蛋白尿）
急性肾盂肾炎	淡黄或血色	1.010 ~ 1.020	(± ~ +)	少量，血尿	多量	白细胞管型	肾小管蛋白尿
慢性肾盂肾炎	浅黄	1.010 ~ 1.020	(+ ~ +)	少量	多量	较多，可见白细胞管型、粗颗粒管型	肾小管蛋白尿晚期为混合性蛋白尿
急性膀胱炎	淡黄或血色	1.015 ~ 1.025	(+)	少量或多量	多量	无	偶然性蛋白尿

巩固与练习

1. 离心法尿沉渣检查，正常情况下细胞管型可见于(　　)
   A. 急性进展性肾炎　　　　　　B. 慢性肾炎
   C. 急性肾衰竭　　　　　　　　D. 慢性肾盂肾炎
   E. 泌尿系感染

2. 正常成人每天经过肾小球滤过的原尿约为(　　)
   A. 100L　　　　　　B. 120L　　　　　　C. 160L
   D. 180L　　　　　　E. 200L

3. 低渗尿液中可使尿红细胞呈现(　　)
   A. 红细胞形态不受影响　　　　B. 新月形红细胞
   C. 小红细胞　　　　　　　　　D. 红细胞淡影
   E. 皱缩红细胞

1. A　2. D　3. D

第十节　粪便检查

【考点重点点拨】

粪便检查的内容、正常值和异常的临床意义

一、颜色及性状

表4-53　粪便性状检测相关临床意义

分　型	性状及形成原因	临床意义
水样或粥样稀便	常因肠蠕动亢进或肠黏膜分泌过多所致	①见于各种感染性或非感染性腹泻，如急性胃肠炎、甲状腺功能亢进症等 ②大量黄绿色稀汁样便，并含有膜状物时见于伪膜性肠炎 ③出血坏死性肠炎排出红豆汤样便
米泔样便	呈白色淘米水样，含黏液片块，量大	见于霍乱病患者
黏液脓样或黏液脓血便	下段肠道有病变	常见于痢疾、溃疡性结肠炎、局限性肠炎、直肠癌等。阿米巴痢疾时，以血为主，呈暗红色果酱样细菌性痢疾则以黏液及脓为主
冻状便	呈黏冻状、膜状或扭带状	见于肠易激综合征，也可见于某些慢性菌痢患者
鲜血便	多见于肠道下段出血	直肠息肉、直肠癌、肛裂及痔疮等痔疮出血滴于粪便之后，其他疾患则鲜血附着于粪便表面
柏油样便	色黑、质软而富有光泽宛如柏油	见于各种原因所致的上消化道出血
灰白色便	由于胆汁减少以致粪胆素相应减少	见于阻塞性黄疸
细条状便	粪便呈扁带状或细条状，提示直肠狭窄	多见于直肠癌
绿色粪便	乳儿粪便稀ircuit带绿色或见有黄白色乳凝块	提示消化不良

二、气味

1. 正常粪便因含有蛋白质分解产物——吲哚、粪臭素、硫醇、硫化氢等而有臭味，肉食者味浓，素食者味淡。

2. 部分疾病时粪便的异常气味。

（1）慢性肠炎、胰腺疾病，尤以直肠癌溃烂继发感染时有恶臭。

（2）阿米巴痢疾时有特殊的腥臭。

（3）脂肪和碳水化合物消化或吸收不良时粪便呈酸臭味。

三、寄生虫体

蛔虫、蛲虫、绦虫节片等较大虫体肉眼即可分辨，钩虫体则需将粪便冲洗过滤后方易找到。

四、结石

粪便中可见胆石、胰石、胃石、粪石等，最重要的是胆结石，一般需用铜筛淘洗后方易找到。

五、显微镜检查

一般用生理盐水涂片即可，查阿米巴包囊时可加做碘液法，涂片后覆以盖玻片镜检。

（一）细胞

表 4-54　粪便细胞检查

细胞类型	病因及细胞形态	临床意义
白细胞	正常粪便中偶见，肠道发生炎症时增多，其数量多少与炎症轻重程度有关	大量白细胞出现，见于急性菌痢、溃疡性结肠炎。过敏性结肠炎、肠道寄生虫时，可见较多的嗜酸性粒细胞
红细胞	正常粪便中无红细胞，肠道下段炎症或出血时可见	痢疾、溃疡性结肠炎、结肠癌、痔疮出血、直肠息肉等。阿米巴痢疾粪便中红细胞多于白细胞，细菌性痢疾红细胞少于白细胞

续表

细胞类型	病因及细胞形态	临床意义
巨噬细胞（大吞噬细胞）	为一种吞噬较大异物颗粒的大单核细胞，胞体较中性粒细胞为大，核形多不规则	见于细菌性痢疾和溃疡性结肠炎
肠黏膜上皮细胞	正常粪便中见不到	结肠炎、伪膜性肠炎时可见增多
肿瘤细胞	血性粪便涂片可找到成堆的癌细胞	乙状结肠癌、直肠癌

（二）食物残渣

正常粪便中的食物残渣是已充分消化后的无定形小颗粒，仅偶见淀粉颗粒和脂肪小滴等。

表 4 - 55　粪便食物残渣检查

残渣种类	临床意义
淀粉颗粒	腹泻、慢性胰腺炎、胰腺功能不全时增多
脂肪小滴	肠蠕动亢进、腹泻及胰腺外分泌功能减退时可见增多，尤其是慢性胰腺炎、胰头癌时。消化吸收不良综合征时，脂肪小滴的量更多，且可见较多的脂肪酸结晶
肌肉纤维	多量出现时提示蛋白质消化不良，常见于胰腺外分泌功能减退
植物细胞及植物纤维	肠蠕动亢进、腹泻时增多
结缔组织	胃蛋白酶缺乏时，粪便中出现较多结缔组织

（三）寄生虫

肠道寄生虫的诊断主要靠显微镜检查找虫卵、原虫滋养体及其包囊。粪便中有意义的原虫类主要是阿米巴滋养体及其包囊，前者具有病理意义。蓝氏贾第鞭毛虫可引起慢性腹泻、胆囊炎，可在粪便中找到其滋养体。隐孢子虫为艾滋病患者及儿童腹泻的重要病原，从粪便中可查出其卵囊。

六、隐血试验

1. 当胃肠道少量出血时，粪便外观不显血色，镜检也不能证实，这类出血称为隐血。

2. 隐血必须用化学方法加以检测，称为隐血试验。

3. 正常人粪便隐血试验为阴性。

4. 阳性常见于消化性溃疡的活动期、胃癌、钩虫病以及消化道炎症、出血性疾病等；消化性溃疡呈间断阳性，消化道癌症呈持续性阳性，故本试验可用于消化道出血的诊断及消化道肿瘤的普查、初筛和监测。

5. 服用铁剂、食用动物血或肝类、瘦肉，以及大量绿叶蔬菜时，可出现假阳性。口腔出血或消化道出血被咽下后，可呈阳性反应。临床应注意。

七、细菌学检查

肠道致病菌的检查主要靠培养分离与鉴定，但有时也做直接涂片检查，如粗筛霍乱弧菌，可做粪便悬滴和涂片染色检查。怀疑伪膜性肠炎时，涂片染色后查找葡萄球菌、白色念珠菌及厌氧性难辨芽胞梭菌等。怀疑肠结核时行耐酸染色后查找其分枝杆菌。粪便培养（普通培养、厌氧培养或结核培养）有助于确诊和菌种鉴定。

巩固与练习

1. 临床判断消化道出血完全停止的最可靠实验指标结果是（　　　）
   A. 粪便镜检无红细胞　　　　B. 无柏油样黑便
   C. 粪隐血试验阴性　　　　　D. 粪胆素试验阴性
   E. 粪胆原试验阴性
2. 粪便检查，可作为细菌性痢疾诊断指标的细胞是（　　　）
   A. 中性粒细胞　　　B. 淋巴细胞　　　C. 上皮细胞
   D. 巨噬细胞　　　　E. 红细胞

参考答案

1. C　2. D

第十一节　痰液检查

【考点重点点拨】

1. 痰液标本的收集方法
2. 痰液检查的内容及临床意义

一、痰液标本的收集方法

1. 留痰前应先漱口，然后用力咳出气管深部的痰。

2. 做 24 小时痰量和分层检查时，应嘱患者将痰吐在无色广口瓶内，加少许防腐剂（石炭酸）防腐。

3. 做细胞学检查时，每次略痰 5~6 口，定量约 5ml，或收集上午 9~10 时的新鲜痰液去送检。

4. 对无痰或少痰患者，可给予化痰药物，应用超声雾化吸入法，使痰液稀释，易于咳出。

5. 昏迷患者可于口腔清理后，用负压吸引法吸取痰液。

6. 幼儿痰液收集困难时，可用消毒棉刺激咽部引起咳嗽反射，用棉签刮取标本。

7. 若采用纤维支气管镜检查，可直接从病灶处采集标本，质量最佳。

二、痰液检查的内容及临床意义

（一）一般性状检查

表 4 – 56　痰液一般性状检查的临床意义

检查项目	临 床 意 义
量	以 24 小时为准，正常人无痰或仅咳少量泡沫或黏液样痰，当呼吸道有病变时痰量增多，见于慢性支气管炎、支气管扩张、肺脓肿、肺结核等。在疾病过程中如痰量逐渐减少，表示病情好转；反之，则表示病情有所发展。痰量突然增加并呈脓性见于肺脓肿或脓胸破入支气管腔
颜色	正常为无色或灰白色，病理情况痰色有以下改变： ①红色或棕红色：系痰液中含有血液或血红蛋白。血性痰见于肺癌、肺结核、支气管扩张等；粉红色泡沫样痰见于急性肺水肿；铁锈色痰是由于血红蛋白变性所致，见于大叶性肺炎、肺梗死等 ②黄色或黄绿色：黄痰见于呼吸道化脓性感染，如化脓性支气管炎、金黄色葡萄球菌肺炎、支气管扩张、肺脓肿及肺结核等。绿脓杆菌或干酪性肺炎时痰呈黄绿色 ③棕褐色：见于阿米巴肺脓肿及慢性充血性心力衰竭肺淤血时

续表

检查项目	临 床 意 义
性状	①黏液性痰：黏稠外观呈灰白色，见于支气管炎、支气管哮喘和早期肺炎等 ②浆液性痰：稀薄而有泡沫，是肺水肿的特征，或因血浆由毛细血管渗入肺泡内致痰液略带淡红色，见于肺淤血 ③脓性痰：将痰液静置，分为3层，上层为泡沫和黏液，中层为浆液，下层为脓细胞及坏死组织，见于呼吸系统化脓性感染，如支气管扩张、肺脓肿及脓胸向肺组织溃破等 ④血性痰：痰中混有血丝或血块，见于肺结核、支气管扩张、肺癌、肺吸虫病等
气味	正常痰液无特殊气味，血性痰可带有血腥气味，见于各种原因所致的呼吸道出血。肺脓肿、支气管扩张合并厌氧菌感染时痰液有恶臭，晚期肺癌的痰液有特殊臭味

（二）显微镜检查

1. 直接涂片检测 于玻片上滴加等渗盐水一滴，挑取少许新鲜的可疑痰液混合制成薄厚适宜的涂片，镜下观察有形成分的种类、数量及形态变化。

表 4 –57　痰液显微镜检查的临床意义

有形成分	临 床 意 义
白细胞	正常痰内可见少量白细胞。中性粒细胞（或脓细胞）增多，见于呼吸道化脓性炎症或有混合感染；嗜酸性粒细胞增多，见于支气管哮喘、过敏性支气管炎、肺吸虫病等；淋巴细胞增多见于肺结核患者
红细胞	呼吸道疾病及出血性疾病，痰中可见多量红细胞。疑有出血而痰中无红细胞时，可做隐血试验证实
上皮细胞	正常情况下痰中可有少量来自口腔的鳞状上皮细胞或来自呼吸道的柱状上皮细胞。在炎症或患其他呼吸系统疾病时大量增加
肺泡巨噬细胞	吞噬炭粒者称为炭末细胞，见于炭末沉着症及吸入大量烟尘者。吞噬含铁血黄素者称含铁血黄素细胞，又称心力衰竭细胞，见于心力衰竭引起的肺淤血、肺梗死及肺出血患者
硫黄样颗粒	肉眼可见的黄色小颗粒，将该颗粒放在载玻片上压平，镜下检查中心部位可见菌丝放射状排列呈菊花形，称之为放线菌，见于放线菌病患者
寄生虫及虫卵	找到肺吸虫卵可诊断为肺吸虫病，找到溶组织内阿米巴滋养体，可诊断为阿米巴肺脓肿或阿米巴肝脓肿穿破入肺。偶可见钩虫蚴、蛔虫蚴及肺包囊虫病的棘球蚴等

2. 染色涂片

（1）脱落细胞检测　用于癌细胞检查。

（2）细菌学检测

①涂片检查　革兰染色，可用来检测细菌和真菌。抗酸染色，用于检测结核杆菌感染。荧光染色，用于检测真菌和支原体等。

②细菌培养　根据所患疾病有目的地进行细菌、真菌和支原体的培养。痰细菌培养应争取在应用抗生素之前进行。

三、痰液检查的临床应用

（1）肺部感染性疾病的病原学诊断　咳出黄色或黄绿色脓痰，提示为呼吸道化脓性感染，痰有恶臭提示为厌氧菌感染。

（2）开放性肺结核的诊断　痰涂片抗酸染色若发现分枝杆菌，则可诊断为开放性肺结核。

（3）肺癌的诊断　痰脱落细胞检查阳性是确诊肺癌的组织学依据。

（4）肺部寄生虫病的诊断　如肺吸虫、卡氏肺孢子虫病等诊断。

巩固与练习

1. 痰液检查对哪项疾病不具有确诊价值（　　）

　　A. 肺结核　　　　　B. 肺炎　　　　　　C. 肺癌

　　D. 支气管扩张症　　E. 肺吸虫病

参考答案

1. C

第十二节　浆膜腔穿刺液检查

【考点重点点拨】

1. 浆膜腔穿刺液检验内容

2. 渗出液与漏出液的鉴别

一、浆膜腔穿刺液检验内容

（一）一般性状检查

表 4 – 58　浆膜腔穿刺液一般性状检查的临床意义

一般性状检查项目	临 床 意 义
颜色	漏出液多为淡黄色，渗出液的颜色随病因而变化，如血性积液可为淡红色、红色或暗红色，见于恶性肿瘤、急性结核性胸、腹膜炎、风湿性及出血性疾病、外伤或内脏损伤等；淡黄色脓性见于化脓菌感染；绿色可能系铜绿假单胞菌感染；乳白色系胸导管或淋巴管阻塞引起的真性乳糜液
透明度	漏出液多为清晰透明，渗出液因含有大量细胞、细菌而呈不同程度混浊
比重	漏出液比重多在 1.015 以下，渗出液因含有多量蛋白及细胞，比重多高于 1.018
凝固性	漏出液中纤维蛋白原含量少，一般不易凝固，渗出液因含有纤维蛋白原等凝血因子、细菌和组织裂解产物，往往自行凝固或有凝块出现

（二）化学检查

表 4 – 59　浆膜腔穿刺液化学检查的临床意义

化学检查项目	临 床 意 义
黏蛋白定性试验（Rivalta 试验）	漏出液黏蛋白含量很少，多为阴性反应，渗出液中因含有大量黏蛋白，多呈阳性反应
蛋白定量试验	总蛋白是鉴别渗出液和漏出液最有用的试验。漏出液蛋白总量常小于 25g/L，而渗出液的蛋白总量常在 30g/L 以上。蛋白质如为 25 ~ 30g/L，则难以判明其性质
葡萄糖测定	漏出液中葡萄糖含量与血糖相似，渗出液中葡萄糖常因细菌或细胞酶的分解而减少，如化脓性胸（腹）膜炎、化脓性心包炎，渗出液中葡萄糖含量明显减少，甚至无糖。结核性渗出液、癌性渗出液、类风湿浆膜腔积液中葡萄糖含量也可减少
乳酸测定	浆膜腔积液中乳酸含量测定有助于渗出液与漏出液的鉴别诊断。当乳酸含量 >10mmol/L 以上时，高度提示为细菌感染，尤其在应用抗生素治疗后的胸水，一般细菌检查又为阴性时更有价值。风湿性、心功能不全及恶性肿瘤引起的积液中乳酸含量可见轻度增高
乳酸脱氢酶（LDH）	LDH 测定有助于漏出液与渗出液的鉴别诊断，化脓性胸膜炎 LDH 活性显著升高，可达正常血清的 30 倍。癌性积液中度增高，结核性积液略高于正常

（三）显微镜检查

1. 细胞计数

【原理】

计数方法同脑脊液。

【临床意义】

1. 漏出液白细胞数常 $< 100 \times 10^6/L$，渗出液白细胞数常 $> 500 \times 10^6/L$。但这是一个人为划定的界限，在鉴别漏出液与渗出液时，必须结合多项指标分析。

2. 细胞分类　漏出液中细胞主要为淋巴细胞和间皮细胞，渗出液中各种细胞增多的临床意义不同。

表 4 - 60　浆膜腔穿刺液细胞分类变化临床意义

细胞增多分类	临床意义
中性粒细胞为主	常见于化脓性积液及结核性感染的早期
淋巴细胞为主	多见于慢性感染如结核性、梅毒性、肿瘤性以及结缔组织病引起的积液
嗜酸性粒细胞增多	常见于过敏性疾病或寄生虫病所致的积液
其他细胞	①红细胞增多，见于恶性肿瘤、结核或穿刺损伤等 ②间皮细胞增多，见于炎症、淤血、恶性肿瘤或浆膜受理化刺激、机械损伤等

3. 脱落细胞检测　在浆膜腔积液中检出恶性肿瘤细胞是诊断原发性或继发性癌肿的重要依据。

4. 寄生虫检测　乳糜液离心沉淀后检查有无微丝蚴，在阿米巴病的积液中可以找到阿米巴滋养体。

（四）细菌学检查

取沉淀物涂片做革兰染色或抗酸染色镜检，查找病原菌，必要时可进行细菌培养。培养出细菌后做药物敏感试验以供临床用药参考。

二、漏出液与渗出液鉴别诊断

区别积液性质对某些疾病的诊断和治疗均有重要意义，两者鉴别要点见下表。

表 4 - 61　漏出液与渗出液鉴别要点

鉴别要点	漏　出　液	渗　出　液
原因	非炎症所致	炎症、肿瘤、化学或物理刺激
外观	淡黄，浆液性	不定，可为血性、脓性、乳糜性
透明度	透明或微混	多混浊
比重	<1.015	>1.018
凝固	不自凝	能自凝
黏蛋白定性	阴性	阳性
蛋白定量	<25g/L	>30g/L
葡萄糖定量	与血糖相近	常低于血糖水平
细胞计数	常 $<100 \times 10^6/L$	常 $>500 \times 10^6/L$
细胞分类	以淋巴细胞、间皮细胞为主	根据不同病因分别以中性粒细胞或淋巴细胞为主
细胞学检测	阴性	可找到肿瘤细胞
细菌检查	阴性	可找到病原菌

巩固与练习

1. 关于穿刺液，下列正确的是(　　)
   A. 渗出液的葡萄糖浓度常高于血糖水平
   B. 漏出液的蛋白浓度比渗出液的高
   C. 渗出液的细胞数多，漏出液的细胞数少
   D. 渗出液的比重比漏出液的比重低
   E. 李凡他试验阴性时为渗出液

2. 漏出液中的 LD 与血清 LD 的比值常(　　)
   A. <0.6　　　　B. <0.5　　　　C. <0.4
   D. <0.3　　　　E. <0.1

参考答案

1. C　2. A

第十三节　脑脊液检查

【考点重点点拨】

常见中枢神经系统疾病的脑脊液特点

一、常见中枢神经系统疾病的脑脊液特点

表 4 - 62 常见脑、脑膜疾病的脑脊液特点

	压力（mmH₂O）	外观	细胞数及分类	蛋白质定性	蛋白质定量（g/L）	葡萄糖（mmol/L）	氯化物（mmol/L）	细菌
正常	侧卧位 80 ~ 180	无色透明	0 ~ 8 个，多为淋巴细胞	（ – ）	0.15 ~ 0.45	2.5 ~ 4.5	120 ~ 130	无
化脓性脑膜炎	显著增高	浑浊，脓性，可有凝块	显著增加，中性粒细胞为主	（ + + ）以上	显著增加	明显减少或消失	稍低	可发现致病菌
结核性脑膜炎	增高	微浊，毛玻璃样，静置后有薄膜形成	增加，早期以中性粒细胞为主，其后以淋巴细胞为主	（ + + ）	增加	减少	明显减少	抗酸染色可找到结核杆菌
病毒性脑炎或脑膜炎	稍增高	清澈或微浊	增加，早期中性粒细胞增多，后期以淋巴细胞为主	（ + ）	轻度增加	正常	正常	无
脑脓肿（未破裂）	增高	无色或黄色微浊	稍增加，以淋巴细胞为主	（ + ）	轻度增加	正常	正常	有或无
脑肿瘤	增高	无色或黄色	正常，或稍增加，以淋巴细胞为主	（ ± ~ + ）	轻度增加	正常	正常	无
蛛网膜下腔出血	稍增高	血性为主	增加，以红细胞为主	（ + ~ + + ）	轻度增加	正常	正常	无

二、脑脊液检查的临床应用

1. 中枢神经系统感染性疾病的诊断与鉴别诊断　当患者出现发热、头痛、呕吐，甚至出现意识障碍等，体格检查出现脑膜刺激征、眼底检

查发现视乳头水肿，外周血检查白细胞升高时，临床上拟诊为脑膜炎或脑炎。如脑脊液压力显著升高，外观混浊，蛋白增加，糖及氯化物降低，细胞计数明显增加，通常 $>1000 \times 10^6/L$，脑脊液沉淀物涂片，革兰染色镜检发现球菌，则可作为化脓性脑膜炎诊断。若脑脊液沉淀物涂片，加印度墨汁染色，发现不染色的荚膜，则可诊断为隐球菌性脑膜炎。

2. 脑血管疾病的诊断与鉴别诊断 头痛、偏瘫或昏迷患者，若腰椎穿刺获得均匀血色脑脊液，提示为出血性脑病（脑出血或蛛网膜下腔出血），若脑脊液为无色透明提示为缺血性脑病。

3. 协助脑部肿瘤的诊断 脑瘤患者脑脊液中蛋白增加，而细胞数正常，即所谓细胞蛋白分离现象。

4. 中枢神经系统疾病的治疗及疗效观察 如隐球菌性脑膜炎可通过腰椎穿刺注射两性霉素 B、脑膜白血病可以鞘内注射化疗药物等，并通过脑脊液检查观察疗效。

巩固与练习

1. 正常人脑脊液 PH 值的波动范围是（　　）

　　A. 5.31 ~ 6.34　　　　B. 6.34 ~ 7.31　　　　C. 6.31 ~ 7.31

　　D. 7.31 ~ 7.34　　　　E. 7.31 ~ 8.34

2. 确诊化脓性脑膜炎的依据为（　　）

　　A. CSF 中白细胞数量　　　　B. CSF 中淋巴细胞数量

　　C. CSF 中蛋白质含量　　　　D. CSF 中葡萄糖含量

　　E. CSF 中白细胞数量增多并找到细菌

参考答案

　　1. D　2. E

第五章　心电图诊断

【考点重点点拨】

1. 常用心电图导联

2. 心电图各波段及心电轴的正常范围，异常变化的临床意义

3. 房室肥大、心肌梗死、冠状动脉供血不足、过早搏动、异位性心动过速、心房及心室颤动、房室传导阻滞的心电图表现

4. 心电图的临床应用价值

一、常用心电图导联

（一）标准导联是双极肢体导联

反映两个肢体之间的电位差，包括Ⅰ、Ⅱ、Ⅲ导联。

1. Ⅰ导联　心电图机正极接左上肢，负极接右上肢。

2. Ⅱ导联　心电图机正极接左下肢，负极接右上肢。

3. Ⅲ导联　心电图机正极接左下肢，负极接左上肢。

（二）加压单极肢体导联

1. 单极右上肢导联（aVR）　探查电极置于右上肢并与心电图机正极相连，左上、下肢连接构成无关电极并与心电图机负极相连。

2. 单极左上肢导联（aVL）　探查电极置于左上肢并与心电图机正极相连，右上肢与左下肢连接构成无关电极并与心电图机负极相连。

3. 单极左下肢导联（aVF）　探查电极置于左下肢并与心电图机正极相连，左、右上肢连接构成无关电极并与心电图机负极相连。

标准导联Ⅰ、Ⅱ、Ⅲ和加压单极肢体导联aVR、aVL、aVF，统称

为肢体导联。其中 aVR 导联反映右心室的电位变化，其余导联均反映左心室的电位变化。

（三）胸导联

表 5-1　胸导联的名称、连接部位及作用

导联名称	连接部位	作　用
V_1 导联	胸骨右缘第四肋间	反映右心室的电位变化
V_2 导联	胸骨左缘第四肋间	作用同 V_1
V_3 导联	V_2 与 V_4 连线的中点	反映室间隔及其附近的左、右心室的电位变化
V_4 导联	左锁骨中线与第五肋间相交处	作用同 V_3
V_5 导联	左腋前线 V_4 水平处	反映左心室的电位变化
V_6 导联	左腋中线 V_4 水平处	作用同 V_5

二、正常心电图

（一）心电轴测定的临床意义

正常心电图一般在 $0° \sim +90°$ 之间。

表 5-2　心电轴测定的临床意义

电轴	临　床　测　定	临　床　意　义
$0° \sim +90°$ 之间	电轴不偏	正常心电图
$+90° \sim +120°$	心电轴轻度或中度右偏	可见于正常婴儿、垂位心脏、肺气肿和轻度右室肥大
$+120° \sim +180°$	心电轴显著右偏	可见于右心室肥大、左束支后分支传导阻滞
$+180° \sim +270°$	心电轴重度右偏	
$+30° \sim -30°$	心电轴轻度或中度左偏	可见于妊娠、肥胖、腹水、横位心和轻度左心室肥大
$-30° \sim -90°$	心电轴显著左偏	可见于左心室肥大、左束支前分支传导阻滞

（二）心电图各波段的正常范围及其变化的主要意义

表5-3 心电图各波段的正常范围及其变化的主要意义

心电图组成	正 常 范 围	变 化 意 义
P波	方向：窦性P波在aVR导联倒置，在Ⅰ、Ⅱ、aVF和$V_3 \sim V_6$导联直立，其余导联可以直立、低平、双向或倒置	若P波在aVR导联直立，Ⅱ、Ⅲ、aVF导联倒置，称为逆行P波，表示激动起源于房室交界区
	时间：P波时间≤0.11秒，切迹双峰间距<0.04秒	P波时间>0.11秒，且切迹双峰间距≥0.04秒，表示左心房肥大或心房内传导阻滞
	电压：肢体导联P波电压<0.25mV，胸导联<0.20mV	P波电压在肢导联≥0.25mV，胸导联≥0.20mV，提示右心房肥大
P-R间期	房室传导时间；成人心率在正常范围时，P-R间期为0.12~0.20秒	P-R间期超过正常最高值，称为P-R间期延长，见于Ⅰ度房室传导阻滞；P-R间期<0.12秒，称为P-R间期缩短，见于预激综合征或房室交界性心律
QRS波群	正常成人QRS波群时间为0.06~0.10秒，婴幼儿为0.04~0.08秒	QRS波群时间延长，见于心室肥大、心室内传导阻滞及预激综合征
	V_1、V_2导联多呈rS型，R/S<1，$RV_1<1.0mV$；V_3、V_4导联呈RS型，R/S接近于1，称为过渡区图形。V_5、V_6导联以R波为主，R/S>1，$RV_5<2.5mV$	①若V_1超过此值提示右心室肥大 ②若V_5超过此值提示左心室肥大
	$V_1 \sim V_6$ R波逐渐增大，而S波逐渐变小	①若过渡区图形出现于V_1、V_2导联，且R/S比例仍向左递增，提示心脏沿长轴发生逆钟向转位，见于左心室肥大 ②若过渡区图形出现于V_5、V_6导联，且R/S比例仍向右递增，提示心脏沿长轴发生顺钟向转位，见于右心室肥大
	Q波：①正常人除aVR导联可呈Qr外，其他导联Q波的振幅不得超过同导联R波的1/4，时间不得超过0.04秒，而且无切迹 ②正常时，V_1、V_2导联不应有q波，但可呈QS型，V_3导联极少有q波，V_5、V_6导联常可见正常范围内的q波	超过正常范围的Q波称为异常Q波，常见于心肌梗死

续表

心电图组成	正 常 范 围	变 化 意 义
ST 段	在任何导联 ST 段下移不应超过 0.05mV	ST 段下移超过正常范围是心肌缺血的征象，也可见于低血钾、洋地黄作用、心室肥厚及室内传导阻滞等
	ST 段上抬在 $V_1 \sim V_3$ 导联不超过 0.3mV，其他导联均不超过 0.1mV	① ST 段上抬超过正常范围且弓背向上，常见于急性心肌梗死 ②若为弓背向下则见于急性心包炎 ③ ST 段上抬亦可见于变异型心绞痛、室壁膨胀瘤
T 波	T 波的方向与 QRS 波群的主波方向一致。但若 V_1 导联 T 波直立，则 V_2、V_3 导联 T 波就不应倒置	
	电压在以 R 波为主的导联中，T 波不应低于同导联 R 波的 1/10	①在以 R 波为主的导联中，T 波低平、双向或倒置常见于心肌缺血、心肌损害、低血钾或洋地黄作用、心室肥厚及束支传导阻滞等 ②若显著增高则见于急性心肌梗死早期与高血钾
Q－T 间期	心律在 $60 \sim 100$ 次/分时，Q－T 间期正常范围应在 $0.32 \sim 0.44$ 秒之间	①Q－T 间期延长，常见于心肌缺血、心肌损害、心室肥大、心室内传导阻滞、低血钙、低血钾及胺碘酮、奎尼丁等药物影响 ②Q－T 间期缩短，可见于高血钙和洋地黄效应等
U 波	U 波是 T 波后 $0.02 \sim 0.04$ 秒时出现的一个振幅很小的波，其方向与 T 波方向一致，电压低于同导联的 T 波	明显 U 波升高见于血钾过低

三、心房、心室肥大

表 5－4　心房、心室肥大的心电图特点及临床意义

异常心电图	心电图变化特点	临 床 意 义
右心房肥大	①P 波高尖，电压 $\geq 0.25mV$，在 Ⅱ、Ⅲ、aVF 导联最突出 ②V_1 导联上，P 波前部高尖，起始 P 波指数（IPI）$>0.03mm \cdot s$	常见于肺源性心脏病，故称"肺型 P 波"

续表

异常心电图	心电图变化特点	临 床 意 义
左心房肥大	①P 波增宽，>0.11 秒，常呈前低后高的双峰型，双峰间距≥0.04 秒，在 Ⅰ、Ⅱ、aVL 导联较明显 ②V_1 导联上，P 波终末电势（Ptf）≤ -0.04mm·s，即 P 波终末部的负向波变深、变宽	常见于二尖瓣狭窄，故称为"二尖瓣型 P 波"
双心房肥大	既异常高大，又明显增宽呈双峰型的 P 波	常见于风湿性心脏病及某些先天性心脏病、扩张型心肌病等
左心室肥大	①QRS 波群电压增高：R_{V_5} >2.5mV 或 R_{V_5} + S_{V_1} >3.5mV（女性）～4.0mV（男性）；R_I >1.5mV；R_{aVL} >1.2mV 或 R_I + S_{III} > 2.5mV；R_{aVF} >2.0mV ②心电轴左偏 ③QRS 波群时间延长：达 0.10～0.11 秒，V_5 导联的 VAT>0.05 秒 ④在 V_5 等以 R 波为主的导联中，ST 段下移 >0.05mV，T 波低平、双向或倒置	仅有左室电压增高的表现而无其他任何阳性指标者，称为左室高电压，可见于左室肥大，也可见于青年人或久经体力锻炼者。同时有左心室高电压及 ST-T 显著改变者，称为左心室肥大伴劳损。左心室肥大常见于高血压性心脏病、二尖瓣关闭不全、主动脉瓣狭窄或关闭不全、冠心病、心肌病等
右心室肥大	①QRS 波群电压改变：R_{V_1} > 1.0mV，R_{V_1} + S_{V_5} >1.2mV，R_{aVR} >0.5mV ②QRS 波群形态改变：V_1 的 R/S>1，V_5 的 R/S<1，aVR 的 R/Q>1 或 R/S>1 ③心电轴右偏 ④V_1 导联的 VAT>0.03 秒，但 QRS 波群时间并不延长 ⑤V_1 或 V_3R 等右胸导联 ST 段下移 >0.05mV，T 波低平、双向或倒置	QRS 波群电压增高、QRS 波群形态改变和心电轴右偏是诊断右心室肥大的可靠条件。右心室肥大常见于慢性肺源性心脏病、二尖瓣狭窄、肺动脉瓣狭窄、房间隔缺损、室间隔缺损等

四、心肌梗死与心肌缺血

（一）心肌梗死基本图形

1. 缺血型 T 波改变 一般称为"冠状 T 波"，两支对称的尖深倒置 T 波。

2. 损伤型 ST 段移位 主要表现为面向损伤心肌的导联 ST 段抬高，明显抬高时呈弓背向上甚至可形成单向曲线。

3. 坏死型 Q 波改变 坏死型的图形改变主要表现为面对梗死区的导联出现异常 Q 波（宽度≥0.04 秒，深度≥1/4R）或呈 QS 型。

（二）心肌缺血

1. 心绞痛

表 5 - 5 各型心绞痛心电图特点

心绞痛类型	心电图特点
典型心绞痛	面对缺血区的导联上出现 ST 段水平型或下垂型压低≥0.1mV，T 波倒置、低平或双向
变异型心绞痛	ST 段抬高，常伴 T 波高耸，对应导联则表现为 ST 段压低

2. 慢性冠状动脉供血不足

（1）ST 段压低 除 aVR 导联外，其他导联的 ST 段压低。

（2）T 波改变 主要表现为低平、双向或倒置。心内膜部分心肌缺血可出现高大 T 波；心外膜部分心肌缺血时出现对称性倒置 T 波，呈现"冠状 T 波"特点时诊断较有把握。

五、心律失常

表 5 - 6 各型心律失常的心电图特点

心律失常类型		临床心电图特点
过早搏动	室性过早搏动	①提早出现的 QRS - T 波群，其前无提早出现的异位 P′波 ②QRS 波群形态宽大畸形，QRS 波群时间≥0.12 秒 ③T 波方向与 QRS 波群主波方向相反 ④有完全性代偿间歇
	房性过早搏动	①提早出现的房性 P′波，形态与窦性 P 波不同 ②P′- R 间期≥0.12 秒 ③房性 P′波后有正常形态的 QRS 波群 ④房性早搏后的代偿间歇不完全
	交界性过早搏动	①提早出现的 QRS 波群，形态基本正常 ②提早出现的 QRS 波群之前或之后可有逆行 P′波，也可见不到逆行 P′波；若逆行 P′波在 QRS 波群之前，P′- R 间期＜0.12 秒；若逆行 P′波在 QRS 波群之后，R - P′间期＜0.20 秒 ③常有完全性代偿间歇

心律失常类型			临床心电图特点
异位性心动过速	阵发性室上性心动过速		①一系列连续很快的房性或交界性早搏（连续 3 次以上），其频率大多数为 150~250 次/分，节律一般绝对规则 ②QRS 波群形态基本正常 ③ST-T 可无变化 ④如能确定房性 P′波存在，且 P′-R 间期≥0.12 秒，则可称为房性心动过速；如为逆行 P′波，P′-R 间期 <0.12 秒或 R-P′间期 <0.20 秒，则可称为交界性心动过速；如不能明确区分，则统称为室上性心动过速
	室性心动过速		①一系列连续很快的室性早搏（连续 3 次或 3 次以上），频率多在 150~200 次/分，R-R 大致相等 ②QRS 波群畸形、增宽，时间≥0.12 秒，T 波方向与 QRS 主波方向相反 ③如能发现窦性 P 波，可见窦性 P 波的频率比 QRS 波群的频率明显缓慢，P 波与 QRS 波群之间无固定关系
心房颤动			①P 波消失，代之以一系列大小不等、间距不均、形态各异的心房颤动波（f 波），其频率为 350~600 次/分 ②R-R 间距绝对不匀齐，即心室律完全不规则 ③QRS 波群形态一般与正常窦性者相同
心室颤动			QRS-T 波群完全消失，代之以形状不一、大小不等、极不规则的心室颤动波，频率为 250~500 次/分。如抢救无效最终将变为等电位线，示心脏电活动停止
房室传导阻滞	一度房室传导阻滞		①窦性 P 波之后均伴随有 QRS 波群 ②P-R 间期延长：P-R 间期≥0.21 秒（老年人 >0.22 秒）
	二度房室传导阻滞	二度 I 型又称莫氏 I 型或文氏型	①P 波规律地出现 ②P-R 间期呈进行性延长（而 R-R 间距则进行性缩短），直至出现一次心室漏搏。其后 P-R 间期又恢复为最短，再逐渐延长，直至又出现心室漏搏。这种周而复始的现象，称为房室传导的文氏现象。房室传导比例常为 3:2、4:3、5:4 等
		二度 II 型又称莫氏 II 型	P 波有规律地出现，发生心室漏搏之前和之后的所有下传搏动的 P-R 间期都恒定（正常范围或延长），QRS 波群呈比例地脱漏，形态一般正常或增宽畸形。房室传导比例常为2:1、3:2、4:3 等
	三度房室传导阻滞		①P 波与 QRS 波群无固定关系，P-P 与 R-R 间距各有其固定的规律性 ②心房率 >心室率，即 P 波频率高于 QRS 波群频率 ③QRS 波群形态正常或宽大畸形

六、心电图的临床应用

1. 分析与鉴别各种心律失常。

2. 确诊心肌梗死及急性冠状动脉供血不足。

3. 协助诊断慢性冠脉供血不足、心肌炎、心肌病及心包炎。

4. 判定有无心房、心室肥大，从而协助某些心脏病的病因学诊断。例如风湿性、肺源性、高血压性和先天性心脏病等。

5. 观察某些药物对心肌的影响，包括治疗心血管疾病的药物（如洋地黄、抗心律失常药物）及可能对心肌有损害的药物。

6. 对某些电解质紊乱（如血钾、血钙的过高或过低），心电图不仅有助于诊断，还对指导治疗有重要参考价值。

巩固与练习

1. 反映心室晚期复极的电位和时间变化的是( )

    A. S－T 段   B. T 波   C. QRS 波群

    D. P－R 间期   E. P 波

2. V_1 导联 $R/S > 1$，$RV_1 = 1.2mV$，电轴右偏。最可能的心电图诊断是( )

    A. 左心房肥大   B. 右心房肥大   C. 双心室肥大

    D. 左心室肥大   E. 右心室肥大

3. 最支持心内膜下心肌缺血诊断的心电图特征是( )

    A. S－T 段上抬形成单向曲线   B. 坏死型 Q 波

    C. 冠状 T 波   D. 巨大高耸 T 波

    E. S－T 段下移

4. 关于房早心电图特征，错误的是( )

    A. 提高出现房性 P 波

    B. 房性 P 波与窦性 P 波形态相同

    C. QRS 波群形态多正常

    D. 代偿间歇不完全

    E. 可有房早伴室内差异性传导

5. 心梗典型心电图改变出现在 I、aVL、V$_5$ 导联，考虑心梗定位诊断是(　　)

A. 前壁心梗　　　　B. 前间壁心梗　　　C. 侧壁心梗

D. 正后壁心梗　　　E. 后下壁心梗

1. B　2. E　3. D　4. B　5. C

第六章 影像学诊断

第一节 超声诊断

【考点重点点拨】

1. 超声成像的基本概念
2. 临床常见疾病声像图的特征性改变

一、灰阶和多普勒超声

（一）超声波在组织中的传播

1. 超声的定义 超声是指频率大于 20000Hz 的声波，临床诊断常用频率为 2M ~ 10MHz（1MHz = 106Hz）。

2. 声速（c）、波长（λ）、频率（f）

（1）$c = f \cdot \lambda$。

（2）超声在人体软组织中传播时的平均声速是 1540cm/s，声速视为不变，故频率和波长呈反比。超声频率愈高，分辨率愈好，则波长越短，穿透力越差；反之亦然。

（3）声波在空气等气体中传播速度最低，液体和软组织居中，在组织密度大的骨骼中传播速度最快。超声波属于声波范畴，必须通过弹性介质进行传播，不能在真空中传播。

3. 超声场和超声束 声场是指超声在介质中传播时其能量所达到的空间，超声场又称为声束。声场分为近场和远场。声束具有指向性，指向性是超声对人体器官定向探测的基础，评价指向性的指标是近场的长度和扩散角。

4. 超声的衰减　指超声在介质中传播过程中，声能随距离增加而减弱的特性。

（1）超声衰减的主要原因　介质对超声波的吸收（指超声的机械能转变为热能传导或被组织的黏滞性吸收）；界面的反射、折射和散射；声束扩散。

（2）人体组织内含水分愈多，声衰减愈低，含胶原蛋白和钙质愈多，声衰减愈高。人体组织声衰减程度：胆汁、尿液＜血液＜脂肪＜骨骼肌＜骨骼＜含气肺、含气胃肠道。

5. 超声波的传播特性

（1）超声在介质中传播时，由于不同介质的声阻抗（指阻挡声在介质中传播的力）不同，界面大小不一，可发生反射、折射和散射。

（2）界面　两种声阻抗不同的介质相接触形成的面，可分为大界面和小界面。大界面，即大于声速波长的界面，产生反射和折射，如肝、脾、胆囊、心等器官的包膜，腹壁各层肌肉筋膜，大界面的回声反射具有角度依赖性，入射声速垂直大界面时，回声反射最强；小界面，即小于声速波长的界面，产生散射，如肝、脾等实质器官或软组织内的细胞，包括红细胞，小界面反射无角度依赖性。

（二）实时灰阶二维成像

实时灰阶二维成像（2D）是显示人体组织的二维解剖断面，即B型超声，在切面声像图上，以回波的幅度调制光点亮度，把白到黑分成若干灰度级（grey scale）。它是M型及D型超声诊断的图像基础。

1. 切面声像图依据灰度级（又称灰阶）　可分为强回声、高回声、等回声、低回声、无回声。

人体不同组织回声强度顺序为：肺、骨骼＞肾中央区（肾窦）＞胰腺、胎盘＞肝、脾实质＞肾皮质＞肾髓质（肾锥体）＞血液＞胆汁和尿液。

2. 声影　超声遇到强反射（如含气肺、含气胃肠道）或声衰减程度很高的物质（如瘢痕、结石、钙化）声束完全被遮挡时，其后方出现条带样无回声区。

（三）多普勒超声

1. 彩色多普勒超声显像（CDFI）　指在实时二维图像上叠加彩色

编码的实时血流显像。按照国际和国内的规定，彩色多普勒血流显像的彩色图中：红色表示血流朝向探头，蓝色表示血流背离探头。

2. 频谱多普勒 可分为脉冲波多普勒（PW）和连续波多普勒（CW）。

（1）频谱多普勒可定量测量血流动力学参数（如血流速度、阻力指数、速度时间积分、压差等）。

（2）PW 的优点是定位准确，但可测的最大血流速度受限；CW 可测的最大血流速度不受限，但定位不准确。

（四）探头

探头是超声诊断仪的核心部分，又称换能器。换能器工作的基本原理：探头发射和接受超声是通过一个电子压力盘（压电晶片）；换能器是通过逆压电效应发射超声（将电能转换成机械能）；通过正压电效应接收超声（将机械能转变为电能）。

二、超声心动图

（一）超声心动图检查的适应证

表 6－1　超声心动图检查的适应证

病种	常见疾病
心脏瓣膜病	风湿性心脏病、退行性瓣膜病、二尖瓣脱垂、先天性瓣膜畸形、人工瓣膜等
心肌病	肥厚型心肌病、扩张型心肌病、限制型心肌病等
先天性心脏病	房室间隔缺损、动脉导管未闭、法洛四联症、右室双出口、马凡综合征等
心脏占位性病变	左房黏液瘤、左房室内血栓、心脏转移癌、间皮瘤等
心包疾病	心包积液、缩窄性心包炎等
其他类型心脏病	冠心病、慢性肺源性心脏病、高血压性心脏病等

（二）正常超声心动图

1. 心脏超声检查最常用的探测部位（又称声窗） 胸骨左缘第三、第四肋间，心尖区，剑下区，胸骨上窝等。

2. 二维超声心动图（2D） 二维超声心动图常用切面有左胸骨旁第三、第四肋间左心室长轴切面、心底短轴切面、左心室短轴切面、心尖四腔切面及两腔切面等。

3. M 型超声心动图　在二维超声心动图左室长轴切面，由心尖向心底取 5 条标准曲线，即 1 区、2a 区、2b 区、3 区和 4 区。

4. 多普勒超声心动图　CDFI 可定性观察各瓣口血流速度有无增快和反流，心内有无异常分流；频谱多普勒的横坐标表示时间，纵坐标表示血流速度，可定量各瓣口血流速度、压差等。

（三）风湿性心脏瓣膜病

风湿性心内膜炎反复发作造成的瓣膜病变，导致瓣口狭窄和或关闭不全。

1. 二尖瓣狭窄　二维超声心动图特征性表现是前叶舒张期呈圆顶状（气球样）向左室流出道突出。M 型超声心动图表现为舒张期二尖瓣前叶双峰消失，呈"城墙样"改变，见彩图 1。多普勒超声舒张期可见二尖瓣口有五彩射流束，峰值血流速度 $>1.5\mathrm{m/s}$；血流从左房进入左室受阻，左房内血液呈高凝状态，即"暴风雪"征，最后形成左房血栓。

2. 二尖瓣关闭不全　CDFI 检查可见收缩期起自左心室的以蓝色为主的五彩镶嵌的异常反流束。

（四）左心房黏液瘤

左心房黏液瘤是心脏良性肿瘤中发病率最高的肿瘤。2D：左房内见大小不等、形态各异的异常回声团块，活动度大，随血流而动，有蒂，附着在房间隔、房壁或房室瓣上。多普勒超声：可用于评价瓣口阻塞和反流程度。

（五）先天性心脏病

表 6-2　先天性心脏病的超声心动图变化

疾病	超声心动图
房间隔缺损	2D 显示房间隔局部回声失落。CDFI 显示房间隔缺损左向右分流，或右向左分流
室间隔缺损	2D 显示室间隔局部回声失落。从右室面观可分为膜周部缺损（最常见）、出口部、入口部和肌部缺损。CDFI 显示室间隔缺损左向右或右向左分流
动脉导管未闭	主动脉根部短轴切面显示左右肺动脉分叉或肺动脉根部与降主动脉之间相通。CDFI 显示收缩期与舒张期均可见在主肺动脉与降主动脉之间有异常红色为主的五色花彩血流通过

（六）心肌病

1. 扩张型心肌病（DCM） 全心腔扩大，左室明显扩大呈球形；瓣膜形态基本正常，开放幅度变小。二尖瓣口与明显扩张的左心室形成"大心腔小瓣口"的特征性改变。

2. 肥厚型心肌病（HCM） 心肌不对称性增厚，室间隔明显增厚，厚度大于15mm。室间隔与左室后壁厚度之比大于1.3~1.5。梗阻者SAM征（+），即二尖瓣前叶收缩期前向运动，至左室流出道内径变窄，小于20mm，可见主动脉瓣扑动和收缩中期半关闭现象。左室流出道梗阻时，收缩期其内可见五彩镶嵌的花彩血流信号，频谱表现为收缩期负向、高速、宽频带的湍流。

三、肝脏、胆道、胰腺疾病的超声诊断

（一）肝脏超声检查的适应证

表6-3 肝脏超声检查的适应证

病种	常见疾病
肝脏占位性病变	原发性肝癌、转移性肝癌、肝血管瘤、肝脏局灶性结节样增生、肝囊肿、肝脓肿等均为影像检查首选
肝脏弥漫性病变	脂肪肝、肝硬化、血吸虫肝、肝淤血等

（二）肝脏疾病

1. 原发性肝癌 声像图可分为巨快性、结节型、弥漫性和混合型。声像图特征如下。

（1）巨快型肝癌肿一般大于5cm，周边声晕可不完整，甚至消失，块中块及镶嵌征是其重要的图像特征，见彩图2。

（2）癌肿内部可探及较丰富彩色血流信号，一般流速较快，阻力指数以低阻型居多，但可见高阻型；癌肿周边可见血流增多，呈"篮网"征。

（3）结节型肝癌常伴有严重肝硬化，大小多在2~5cm左右，周边窄带声晕完整。

（4）二维超声对弥漫性肝癌与结节性肝硬化鉴别诊断有时较困难。

（5）绝大多数肝脏原发性恶性肿瘤（约80%）动脉期表现为高增强，在门脉期和延迟期/血管后期显示轻度或中度的低增强，即灌注模式是"快进快出"，是肝脏恶性肿瘤的典型表现。

2. 肝囊肿 典型肝囊肿表现：肝内可见类圆形的无回声区，囊壁菲薄、光滑、整齐，后方多伴回声增强效应，常伴有侧方声影。

3. 多囊肝 肝体积增大，肝内布满大小不等的无回声区，正常肝实质被挤压，囊与囊之间的肝实质回声增强，甚至显示不清。

4. 肝脓肿 肝脓肿早期肝内可见不均匀的中、低回声，边界模糊，易与肝癌相混。随着病情进展，病变区可见透声差的以囊性为主的液性暗区，后方回声增强。囊壁较厚，且厚度不均，内壁不光滑，如虫蚀样改变，囊腔内可见点状或斑片状强回声。

5. 肝硬化 典型的肝硬化表现为肝右叶缩小，向右季肋部上移，左叶或/和尾叶代偿性增大。肝回声增强增粗，不均匀，可见低回声或和强回声硬化结节，肝表面凹凸不平。肝静脉变细，管壁不平整，走形弧度弯曲，呈蛇形。常伴有门静脉高压。

6. 门静脉高压 门静脉增宽，内径大于1.3cm，门静脉血流减慢，有时可见出入肝的双向血流，甚至出肝的逆向血流。脾静脉、肠系膜上静脉增宽，脾肿大。脐静脉开放，胃左、胃底食管静脉迂曲扩张。

7. 血吸虫性肝硬化 其典型的声像图特征是肝组织呈沿门静脉走行的网格状、鱼鳞状回声。

（三）胆道疾病

1. 急性胆囊炎声像图特点 胆囊肿大，胆囊壁弥漫性增厚，呈"双边征"。胆囊腔内胆汁透声差，其内可见分布不均匀细小或粗大回声斑点悬浮。多伴有胆结石。

2. 慢性胆囊炎声像图特点 典型的慢性胆囊炎表现为胆壁可明显增厚，内腔变小。萎缩性胆囊炎时，与以往对比，胆囊明显缩小，可仅残留一块瘢痕组织。

3. 胆囊结石声像图特征 胆囊腔内稳定的强回声团，后方伴声影，强回声团随体位改变而移动。胆结石充满型可见 WES 征，即胆囊壁结石声影三合征。见彩图3。

(四) 胰腺疾病

1. 急性胰腺炎 水肿型胰腺炎可见胰腺弥漫性肿大，实质回声减低不均匀，胰腺轮廓不清。出血坏死型胰腺炎可见胰腺弥漫性肿大，实质回声强弱不均匀，实质内及胰腺周边见较低回声和无回声，腹腔见透声不好的血性无回声。

2. 典型慢性胰腺炎 胰腺实质回声增强不均匀，边缘不规整，主胰管串珠状扩张并呈断续状，其内可见强回声结石。

3. 胰腺癌 胰腺实质可见局限性肿物，也可呈弥漫性肿大，以胰头癌多见。肿块内部多呈低回声，边界不规整，常呈浸润性生长。肿块后方多回声减低。可引起主胰管、胆总管梗阻扩张。

四、泌尿系统疾病

(一) 泌尿系疾病检查的适应证

表6-4 泌尿系统检查的适应证

病种	常见疾病
泌尿系占位性病变	肾癌、肾囊肿、多囊肾、肾错构瘤、膀胱癌等，为影像学检查的首选方法
泌尿系结石	肾结石、输尿管结石、膀胱结石等，为影像学检查首选方法
先天性畸形	肾缺如、肾脏发育不全、异位肾、输尿管囊肿等
移植肾	移植肾急慢性排异、移植肾周积液、移植肾动脉吻合口狭窄、移植肾静脉血栓形成等
泌尿系其他疾病	肾外伤、肾脓肿、急慢性肾衰、膀胱异物等

(二) 肾积液

超声可见肾盂、肾盏分离，其内为无回声。无回声前后径大于1.0~1.5cm，肾脏形态无明显变化，为轻度肾积液；肾盂、肾盏扩张，无回声前后径大于2cm，肾实质无明显变薄，为中度肾积液；肾盂、肾盏明显扩张，肾实质明显变薄，为重度肾积液。

（三）泌尿系结石

1. 肾结石　肾窦内出现强回声光团或光斑，其后有声影或彗星尾征。见彩图 4。

2. 输尿管结石　输尿管内可见强回声光团或光斑，其后有声影或彗星尾征。通常结石造成梗阻部位以上的输尿管、肾盂、肾盏扩张积水。

3. 膀胱结石　膀胱内可见强回声光团或光斑，其后有声影或彗星尾征。强回声光团或光斑随体位移动而改变位置。

（四）肾脏占位性病变

表 6-5　肾脏占位性病变的声像图表现

疾病	声像图表现
肾囊肿	发生于肾内圆形或椭圆形的无回声液性暗区，壁薄而光滑，后方回声增强
多囊肾	肾体积增大。肾内可见无数个大小不等、边界清楚、相互间不连通的圆形无回声液性暗区，囊与囊之间肾实质回声增强或显示不清
肾细胞癌	肾实质内不均匀实质性肿块，可呈中等回声、低回声、强回声，肿块周围的肾窦及肾实质受压变形。肿块内部及周围可探及较丰富彩色血流信号
膀胱癌	早期膀胱癌可见膀胱壁局限性隆起或增厚，呈等回声、稍强回声的结节样或菜花样，向膀胱腔内突出，病变基底较窄或有蒂与膀胱壁相连。晚期膀胱癌，病变基底部增宽，膀胱壁被侵润，壁层次模糊不清

（五）前列腺疾病

表 6-6　前列腺疾病的声像图表现

疾病	声像图表现
前列腺增生	前列腺各径线增大，前后径增大明显，使前列腺呈球形。肿大的腺体挤压膀胱颈部，使其抬高变形，向膀胱腔凸起。增生以内腺增生为主，外腺萎缩变薄，内外腺比例异常。内外腺交界区见斑点状强回声
急性前列腺炎	前列腺轻、中度增大，外形饱满。前列腺包膜完整，左右两侧可不对称。内部回声均匀性减低或有不规则的减低区和无回声区。经直肠 CDFI 检查，病变区内彩色血流信号增加
慢性前列腺炎	前列腺回声强弱不均，常伴有增强斑状回声，其大小和分布不一。包膜回声增厚模糊
前列腺癌	前列腺癌好发于外腺区，其图像表现与前列腺增生结节不易鉴别。前列腺癌最确切的诊断方法是经直肠超声引导，进行前列腺组织学活检

五、妇产科疾病

（一）妇产科疾病超声检查的适应证

表6-7　妇科疾病超声检查的适应证

病　种	常　见　疾　病
先天性畸形	先天性无子宫、幼稚子宫、双角子宫、单角子宫、双子宫、纵隔子宫等，为影像学检查的首选方法
子宫疾病	子宫肌瘤、子宫腺肌症、子宫内膜癌、绒毛膜病变等
卵巢疾病	囊腺瘤、畸胎瘤、卵巢囊肿、巧克力囊肿、卵巢癌等
炎性包块	输卵管积液、盆腔积液等
产科	早、中、晚孕的产前检查、胎儿畸形的筛查、各种病理性妊娠的检查等，是影像学检查的首选方法

（二）子宫肌瘤

子宫增大或出现局限性隆起，瘤体较大时可使子宫形态失常。肌瘤一般呈圆形或椭圆形低回声，肌瘤周边有一层假包膜，边界回声尚清。明显外突的浆膜下肌瘤及阔韧带肌瘤需与卵巢实性肿瘤、子宫畸形进行鉴别。见彩图5。

（三）卵巢囊腺瘤

1. 浆液性囊腺瘤　一侧或双侧卵巢内囊性无回声，单侧多见。肿瘤直径一般在5~10cm。囊壁薄，单房多见，多房时囊内可见细光带间隔回声。

2. 黏液性囊腺瘤　多为一侧卵巢内多房性无回声，无回声区内可见散在细小光点。肿瘤体积较大，一般直径大于10cm。囊壁较厚，但较均匀。

（四）子宫发育异常

1. 先天性无子宫　超声检查盆腔内无子宫回声，常合并无阴道，卵巢发育正常。

2. 幼稚子宫　子宫小，其前后径小于2cm，宫颈与宫体等长或稍长，内膜呈线状回声。

3. 双子宫 盆腔内见 2 个子宫，横切时呈猫耳征，宫颈较正常增宽。

4. 处女膜闭锁 阴道囊样扩张，内为无回声，无回声内可见细小光点。严重者，可见宫颈及宫腔内积血，并与阴道相通。青春期有周期性下腹痛而无月经来潮。

（五）病理产科

1. 流产 先兆流产时宫腔内可见与孕周相符的孕囊、胎芽及胎心搏动，轻者孕囊周围有液性暗区，重者可见液性暗区积聚于子宫下段，宫颈内口未开；难免流产时可见宫腔内孕囊下移近子宫内口，宫颈已开，显示孕囊变形，胎芽可辨，胚胎常死亡；过期流产（又称稽留流产）时子宫小于相应停经孕周，孕囊变形，无法辨认胎芽，有时只见空囊，严重者宫腔内回声杂乱，无法辨认孕囊等结构。

2. 异位妊娠 异位妊娠未破裂者宫腔内未探及妊娠囊，宫腔外可见妊娠囊。异位妊娠已破裂者宫腔内未探及妊娠囊，宫体某一侧可见分布不均的囊实性混合性包块，形态不规则，边界不清楚，子宫直肠窝或盆腔内可见游离的液性暗区，出血量较多时，腹腔内可探及液性暗区。

3. 葡萄胎 子宫明显增大，超过妊娠周数，子宫腔内可见大小不等的无回声区，呈"蜂窝状"，是葡萄胎的特异性超声图像，可伴发一侧或双侧卵巢的黄素囊肿。

4. 前置胎盘 前置胎盘多发生在妊娠晚期，有无痛性阴道出血，前置胎盘可分为完全性前置胎盘、部分性前置胎盘、边缘性前置胎盘和低位胎盘。

5. 脑积水 侧脑室切面见侧脑室明显增宽，宽度大于 1.5cm，可见脉络丛呈"悬挂征"。

六、其他部位疾病的超声诊断

（一）眼部疾病

1. 眼部疾病超声检查的适应证

表6-8 眼部疾病超声检查的适应证

病　种	常　见　疾　病
视网膜病变	视网膜脱离、视网膜母细胞瘤等
色素膜病变	色素膜黑色素瘤、脉络膜血管瘤等
眼外伤	眼内异物、晶状体脱位等
眼眶病变	眼眶肿瘤、眼血管疾病等
眼球的生物测量	屈光性角膜手术前检查、闭角型青光眼等

2. 视网膜脱离　超声可见玻璃体暗区内异常强弧形回声带，其凹面向前，与视乳头相连。

3. 视网膜母细胞瘤　视网膜母细胞瘤容易发生坏死和钙化，声像图上可显示钙斑，是诊断视网膜母细胞瘤的重要依据。

（二）甲状腺疾病

1. 甲状腺疾病超声检查的适应证

表6-9 甲状腺疾病超声检查的适应证

病　种	常　见　疾　病
甲状腺弥漫性疾病	桥本甲状腺炎，毒性弥漫性甲状腺肿（Graves病）等
甲状腺结节性疾病	结节性甲状腺肿，亚急性甲状腺炎，甲状腺乳头状瘤，甲状腺滤泡状癌，甲状腺髓样癌，甲状腺淋巴瘤等

2. 甲状腺结节性疾病的超声评估

甲状腺影像与报告数据系统（Thyroid Imaging Reporting and Data System，TI-RADS）将甲状腺结节依照恶性风险程度不同进行分类和管理，其中2017年美国放射协会ACR TI-RADS具有较高的特异性。

表6-10 2017版ACR TI-RADS

得分	成份（选一）	回声（选一）	形状（选一）	边缘（选一）	钙化（选一）
0分	囊性或几乎完全囊性海绵状	无回声，高回声或等回声	宽度大于高度	光滑不清	无或大彗尾征
1分	囊实混合性				大片钙化

续表

得分	成份 （选一）	回声 （选一）	形状 （选一）	边缘 （选一）	钙化 （选一）
2分	实性或几乎完全实性	低回声		不规则，分叶，成角，毛刺	边缘/环状钙化
3分		极低回声	高度大于宽度	甲状腺被膜受浸	点状钙化

注：结节成份、回声、形状、边缘、钙化得分相加，总和确定 TI－RADS 分级。

表 6－11　TI－RADS 总分评级及临床意义

总　分	分　级	FNA（细针穿刺细胞学检查）
0 分	TR1 良性	否
2 分	TR2 恶性风险≤2%	否
3 分	TR3 恶性风险≤5%	≥1.5cm 随访，≥2.5cmFNA
4~6 分	TR4 恶性风险≤20%	≥1.0cm 随访，≥1.5cmFNA
≥7 分	TR5 恶性风险＞20%	≥0.5cm 随访，≥1.0cmFNA

（三）乳腺疾病

1. 乳腺疾病超声检查的适应证

表 6－12　乳腺疾病超声检查的适应证

病　种	常　见　疾　病
乳腺良性肿瘤	纤维腺瘤、叶状肿瘤、导管内乳头状瘤等
乳腺恶性肿瘤	浸润性乳腺癌、导管内癌、乳头癌等
乳腺瘤样病变 *	乳腺良性上皮增生、纤维囊性增生、囊肿或簇状小囊肿等
乳腺炎性疾病	急性乳腺炎、乳腺脓肿、慢性乳腺炎

*乳腺瘤样病变：多指非肿瘤、非炎症性的一类疾病，多指以乳腺小叶腺泡增生为特征的一组疾病，在 BI－RADS 评估分类中可能化归 4 类，甚至 5 类，腺病是 4 类活检中病理为良性的主要疾病。

2. 乳腺疾病的超声评估

乳腺超声 BI－RADS（Breast Imaging Reporting and Data System，BI－RADS）评估分类，是检查者根据图像特征和临床经验，确定病变的物理性质（囊性，实性，囊实混合性），重点是评估肿块的恶性风险。目前国内普遍采用 2013 年美国放射协会 ACR BI－RADS 评估方法。

表 6-13　2013 版 ACR BI-RADS

分类	超声改变	恶性可能	处理方法
0 类：评估未完成	需要进一步影像学评估和（或）与既往影像学检查相比较	不能确定	召回
1 类：阴性	是正常的超声检查结果，乳腺结构回声紊乱是一种正常的超声表现	恶性可能基本上为 0	进行和年龄相适应的常规筛查
2 类：阴性	良性评估结果，如单纯囊性，乳房内淋巴结，术后积液，乳腺植入物，或至少经 2 年或 3 年无改变的复杂囊肿/可能的纤维腺瘤	恶性可能基本上为 0	进行和年龄相适应的常规筛查
3 类：可能良性	超声改变可为：①边缘光整的椭圆形平行生长肿块②单发的复杂囊肿③簇状小囊肿④脂肪坏死⑤脂肪小叶的边缘产生的折射声影⑥术后瘢痕所致的结构扭曲	恶性可能 > 0 但 < 2%	短期随访（6 个月）或继续监控
4 类：可疑恶性 4A：低度可疑恶性 4B：中度可疑恶性 4C：高度可疑恶性	超声可能改变出现以下描述词：①形态不规则②低回声、不均匀③非平行生长④边缘模糊，毛刺成角，分叶状，高回声晕⑤可见微钙化⑥后方回声衰减⑦内见彩色血流⑧皮肤和皮下组织水肿增厚⑨伴乳腺相关淋巴结肿，超声显示根据肿物具备的恶性相关超声改变多少，进行恶性分类	4 类：恶性可能 > 2% 但 < 95% 4A：恶性可能 > 2% 但 ≤ 10% 4B：恶性可能 > 10% 但 ≤ 50% 4C：恶性可能 > 50% 但 < 95%	组织病理学判断
5 类：高度提示恶性	典型的超声表现，一般同时具备 4 类所述超声改变，至少 4 条以上	≥ 95%	组织病理学诊断
6 类：活检证实的恶性	一般应用于乳腺癌新辅助化疗后的超声再评估	100%	当临床上合适时，手术切除

（四）鞘膜积液

睾丸鞘膜积液，超声显示液性无回声三面包绕睾丸；精索鞘膜积液，超声可见睾丸上方液性无回声包绕精索；婴儿型鞘膜积液，超声可见液性无回声即三面包绕睾丸，又包绕睾丸上方精索。

（五）主动脉夹层动脉瘤

病变动脉管腔被分为真腔和假腔。真腔内动脉管腔血流方向与正常动脉相似；假腔内径一般较大，其内血流暗淡，方向和流速可能不同。可分为3型：Ⅰ型内膜破裂口位于升主动脉近端，夹层可累及升主动脉、主动脉弓、降主动脉、腹主动脉及其分支，也可累及冠状动脉和主动脉瓣。Ⅱ型：内膜破裂口位于升主动脉近端，夹层仅累及升主动脉。Ⅲ型：内膜破裂口位于左锁骨下动脉远端，夹层累及降主动脉、腹主动脉及其分支。

（六）浆膜腔积液

表6－14　浆膜腔积液的声像图表现

疾病		声像图表现
心包积液	少量	液体量50～200ml，2D显示左室后壁和右室前壁心包腔内出现液性暗区，宽度小于10mm
	中等量	液体量200～500ml，2D显示整个心包腔内出现弥散分布的液性暗区，宽度小于20mm
	大量	液体量>500ml，2D显示整个心包腔内出现弥散分布的液性暗区，宽度大于20mm
胸腔积液	少量	可见在肺的强回声与膈肌之间呈现小的长条形或三角形的无回声。中等量液性暗区上界不超过第六后肋水平
	大量	液性暗区上界超过第六后肋水平
腹腔积液		腹膜腔内可见游离液性无回声，如外伤引起脾破裂、肝破裂时腹腔内可见游离无回声

巩固与练习

1. 下列组织传播超声的速度最快的是（　　　）

　　A. 血液　　　　　　B. 胆汁　　　　　　C. 骨骼

　　D. 肌肉　　　　　　E. 肝脏

2. 与超声波在人体组织传播过程中的衰减无关的是（　　　）

  A. 运动目标使超声波产生频移

  B. 声能转换成热能被吸收

  C. 声束在传播中逐渐扩散

  D. 超声波被不同声阻抗界面反射

  E. 超声波被介质散射

3. 人体组织器官回声由强到弱排列的是( )

  A. 胎盘 > 肝脏 > 肾皮质 > 胆汁

  B. 胎盘 > 肾窦 > 肾皮质 > 胆汁

  C. 肾窦 > 肝脏 > 胰腺 > 胆汁

  D. 肝脏 > 胆汁 > 肾皮质 > 血液

  E. 胎盘 > 肾皮质 > 肝脏 > 胆汁

4. 关于频谱多普勒技术，下列说法错误的是( )

  A. 测量血流速度

  B. 确定血流方向

  C. 判断血流性质

  D. 了解组织器官结构

  E. 获得速度时间积分、压差等血流参数

5. 超声波是如何发生的( )

  A. 换能器的逆压电效应

  B. 换能器的压电效应

  C. 换能器向人体发送电信号

  D. 换能器的热效应

  E. 换能器的磁效应

6. 心脏超声检查常用部位中，用的较少的部位是( )

  A. 胸骨左缘区   B. 心尖区   C. 剑下区

  D. 胸骨上窝   E. 胸骨右缘区

7. 符合风心病二尖瓣狭窄 M 型超声心动图特征的是( )

  A. 二尖瓣前叶 EF 斜率减慢，呈"城墙样"改变，二尖瓣前后叶呈同向运动

  B. 二尖瓣前叶 EF 斜率减慢，呈"城墙样"改变，二尖瓣前后

　　　叶呈镜像运动

　　C. 二尖瓣前后叶呈双峰镜像

　　D. 二尖瓣前叶 CD 段向后移位，呈"吊床样"改变

　　E. 以上均不对

8. 心脏肿瘤中，最常见的是(　　　)

　　A. 粘液瘤　　　　　　　B. 畸胎瘤　　　　　　　C. 横纹肌瘤

　　D. 间叶细胞瘤　　　　E. 心包囊肿

9. 以下病变属于动脉导管未闭的是(　　　)

　　A. 主动脉与肺动脉之间的缺损

　　B. 降主动脉与右肺动脉之间的异常管道

　　C. 升主动脉与左肺动脉之间的异常管道

　　D. 降主动脉与主肺动脉之间的异常管道

　　E. 右锁骨下动脉近端与右肺动脉近端之间的异常管道

10. 下列不属于肥厚型梗阻性心肌病超声心动图表现的是(　　　)

　　A. 常见三尖瓣反流

　　B. 二尖瓣前叶收缩期向前运动

　　C. 室间隔异常增厚

　　D. 主动脉瓣提前关闭

　　E. 左室流出道狭窄

11. 关于肝硬化时肝脏大小、形态的变化，下面描述错误的是(　　　)

　　A. 中晚期左叶或尾状叶增大

　　B. 中晚期肝脏右叶缩小

　　C. 晚期肝脏萎缩变小

　　D. 中晚期肝表面不平整

　　E. 早期肝硬化肝脏略有缩小

12. 下列不属于肝癌 CDFI 特征的是(　　　)

　　A. "篮网"征

　　B. 血流速度一般较快

　　C. 阻力指数以低阻型为多

　　D. 肿瘤周围血流增多

E. 瘤体内部血流信号较少

13. 关于胆囊结石的典型声像图表现，不正确的是（　　）

    A. 胆囊内形态稳定的强回声团

    B. 后方伴声影

    C. 多呈类椭圆形或弧形

    D. 强回声随体位改变而移动

    E. 胆囊壁呈双层结构

14. 急性胆囊炎的声像图特点不包括（　　）

    A. 胆囊肿大，轮廓线模糊

    B. 胆囊壁弥漫性增厚，形成双边征

    C. 多伴胆囊结石，并可嵌顿于胆囊颈部

    D. 胆汁透声良好

    E. 探头通过胆囊体表区域时有明显触痛反应

15. 关于胰腺癌的声像图表现，不正确的是（　　）

    A. 以胰头多见

    B. 肿瘤向周围组织蟹足样侵润

    C. 肿块内部呈低回声，出现继发改变时可见强回声斑点

    D. 肿块多数后方增强

    E. 可引起胆管或胰管的狭窄、梗阻

16. 重度肾积水的特征性表现为（　　）

    A. 肾体积明显增大

    B. 肾包膜凹凸不平

    C. 肾实质不同程度变薄

    D. 酷似巨大的"肾囊肿"

    E. 肾动脉血流阻力指数明显增高

17. 肾结石最典型的声像图表现为（　　）

    A. 肾窦区点状或团块状强回声，后方伴有声影

    B. 肾实质内点状或团块状强回声，后方伴有声影

    C. 肾锥体内点状或团块状强回声，后方伴有声影

    D. 肾盂、肾盏扩张

    E. 肾盂、肾盏、输尿管扩张

18. 对于膀胱肿瘤的描述，不正确的是( )

    A. 膀胱肿瘤多以无痛性血尿就诊

    B. 膀胱肿瘤的病理类型中腺癌占90%

    C. 膀胱肿瘤早期病变基底较窄或有蒂与膀胱壁相连

    D. 个别膀胱肿瘤表面附有小结石或钙化斑

    E. 在无创性筛选手段中，超声检查可以作为膀胱肿瘤首选的影像学诊断方法

19. 前列腺增生声像图表现中，直接征象有①前列腺各径线增大；②前列腺增大呈球形，前后径尤为显著；③肿大的腺体引起膀胱颈部抬高变形，严重者突向膀胱；④内、外腺比例异常；⑤内外腺交界处多数呈细点状或斑点状强回声( )

    A. ①②③④⑤   B. ①②③④   C. ①②③⑤

    D. ①②⑤   E. ①④⑤

20. 前列腺癌最确切的诊断方法是( )

    A. 经直肠前列腺超声检查

    B. 前列腺增生超声造影

    C. CT 检查

    D. MRI 检查

    E. 前列腺组织学活检

21. 对于子宫肌瘤的描述，不正确的是( )

    A. 子宫肌瘤由平滑肌细胞增生而成，其中含少量纤维结缔组织

    B. 子宫肌瘤周围具有真包膜，故与肌壁之间界限清楚，手术时易剥出

    C. 子宫肌瘤具有漩涡状或编织状结构，质地较韧

    D. 子宫肌瘤表面光滑，多呈球形，也可呈不规则形

    E. 子宫肌瘤可发生恶变

22. 关于卵巢浆液性囊腺瘤的描述，不正确的是( )

    A. 属于上皮性肿瘤

    B. 肿瘤直径一般为 5 ~ 10cm

    C. 多为双侧发生

    D. 囊壁薄，呈单房或多房

E. 可分为单纯性和乳头状两种

23. 难免流产的声像图表现，不正确的是（　　　）

    A. 胎囊变形

    B. 胎囊下移近子宫内口处

    C. 子宫内口未开

    D. 胚胎形态可辨

    E. 胚胎常死亡

24. 关于异位妊娠的描述，不正确的是（　　　）

    A. 输卵管妊娠占95%左右

    B. 血 β – HCG 滴度一般比正常宫内妊娠高

    C. 宫内未探及妊娠囊

    D. 宫体一侧囊实混合性包块

    E. 子宫直肠窝多伴积液

25. 关于葡萄胎的声像图表现，不正确的是（　　　）

    A. 子宫增大，超过妊娠周数

    B. 子宫腔内呈"蜂窝状"回声

    C. 20% ~50%患者可伴发黄体囊肿

    D. 宫腔内"蜂窝状"液性暗区内几乎无血流信号

    E. 葡萄胎声像图有时需要与稽留流产相鉴别

26. 视网膜母细胞瘤容易发生坏死、钙化，在声像图上表现为"钙斑"，"钙斑"的超声检出率是（　　　）

    A. 40%　　　　　　　B. 50%　　　　　　　C. 60%

    D. 70%　　　　　　　E. 80%

27. 甲状腺结节超声评估为TR4，其恶性风险是（　　　）

    A. 恶性风险≤2%　　B. 恶性风险>20%　　C. 恶性风险>50%

    D. 恶性风险≤20%　E. 恶性风险≤5%

28. 乳腺癌的超声特征是（　　　）

    A. 边界不整，呈锯齿状，无包膜

    B. 内部呈低回声区

    C. 后方回声呈衰减暗区

    D. 向组织及皮肤浸润

E. 以上都是

29. 主动脉夹层动脉瘤 DeBakey Ⅱ型是指(　　)

　　A. 内膜破口位于升主动脉近端，夹层可累及降主动脉

　　B. 内膜破口位于升主动脉近端，夹层局限于升主动脉

　　C. 内膜破口位于升主动脉近端，夹层可累及主动脉弓、降主动脉、腹主动脉及其分支

　　D. 内膜破口位于左锁骨下动脉远端，夹层常向下扩展至胸降主动脉或腹主动脉

　　E. 内膜破口位于升主动脉近端，夹层局限于升主动脉及主动脉弓

30. 超声显示阴囊内液体三面包绕于睾丸，但不影响精索，最可能是(　　)

　　A. 象皮肿　　　　　B. 婴儿型鞘膜积液　　　C. 精索鞘膜积液

　　D. 睾丸鞘膜积液　　E. 睾丸囊肿

参考答案

1. C　2. A　3. A　4. D　5. A　6. E　7. A　8. A　9. D　10. A　11. E
12. E　13. E　14. D　15. D　16. C　17. A　18. B　19. A　20. E　21. B
22. C　23. C　24. B　25. C　26. E　27. D　28. E　29. B　30. D

第二节　放射诊断学

【考点重点点拨】

1. X 线成像的基本原理

2. X 线检查方法

3. X 线计算机体层成像（CT）的临床应用

4. 磁共振成像（MRI）的临床应用

5. 呼吸系统病变的基本 X 线表现

6. 常见呼吸系统疾病的影像诊断

7. 心脏增大的 X 线表现

8. 常见循环系统疾病的影像诊断

一、X 线成像的基本原理

（一）X 线的产生及特性

1. X 线的产生

表 6 – 15　X 线的产生装置

产生装置	组　　成
X 线管	真空的二极管：阴极内装置灯丝，阳极由斜面的钨靶和附属散热装置所组成
变压器	X 线管灯丝电源和高电压而设置
操作台	电压表、电流表、时计、调节旋钮和开关，主要为调节电压、电流和曝光时间而设置

2. X 线的特性

表 6 – 16　X 线的特性

X 线特性	特　　点	应　　用
穿透性	电压越高，波长越短，穿透力越强；反之，电压越低，X 线波越长，穿透力越弱，X 线的穿透力还与被照体的密度和厚度相关	成像的基础
荧光效应	能激发荧光物质	透视检查的基础
感光效应	涂有溴化银的胶片，经 X 线照射后，可感光，产生潜影，经显影、定影处理，在胶片内显影	X 线摄影的基础
电离效应	通过任何物质都可产生电离效应，进入人体产生电离作用，使人体产生生物学方面改变，即生物效应	放射防护学和放射治疗学的基础

（二）X 线成像的基本原理

1. X 线的穿透性、荧光效应、感光效应、电离效应。

2. 人体组织之间密度、厚度的差别。

表 6-17　不同密度组织与 X 线阴影的关系

人　体	密　度	透　视	摄　片
骨、钙化块	高	黑	白
含气组织	低	亮	黑
脂肪组织	较低	较亮	灰黑
软组织、体液	中	暗	灰白

巩固与练习

1. X 线产生的主要装置是（　　）

    A. X 线球管　　　　　B. 控制台　　　　　C. 变压器

    D. X 线防护　　　　　E. 电压表

2. X 线的成像基础是（　　）

    A. 穿透性　　　　　B. 荧光效应　　　　　C. 感光效应

    D. 电离效应　　　　　E. 放射治疗

3. X 线透视检查的基础是（　　）

    A. 穿透性　　　　　B. 荧光效应　　　　　C. 感光效应

    D. 电离效应　　　　　E. 放射治疗

4. X 线摄影的基础是（　　）

    A. 穿透性　　　　　B. 荧光效应　　　　　C. 感光效应

    D. 电离效应　　　　　E. 放射治疗

5. X 线的防护和放射治疗学的基础是（　　）

    A. 穿透性　　　　　B. 荧光效应　　　　　C. 感光效应

    D. 电离效应　　　　　E. 激发荧光物质

6. 人体密度最高的组织是（　　）

    A. 骨骼　　　　　B. 含气组织　　　　　C. 脂肪组织

    D. 软组织　　　　　E. 液体

7. 人体密度最低的组织是（　　）

    A. 骨骼　　　　　B. 气体　　　　　C. 脂肪组织

    D. 软组织　　　　　E. 液体

1. A　2. A　3. B　4. C　5. D　6. A　7. B

二、X线的检查方法

（一）概述

1. 自然对比　利用人体组织器官本身密度的差异来形成对比。

2. 人工对比　对于人体内缺乏自然对比的组织和器官，人为地引入一定量的、在密度上高于或低于它的物质，使之产生对比，也称为造影剂检查。

（二）普通检查

包括透视和摄影。

表6-18　X线透视和摄影的优缺点比较

检测方法	优　　点	缺　　点
透视	除了观察内脏的解剖形态和病理改变外，还可以观察人体器官的动态，从任何角度观察	不能显示细微病变，不能留下永久记录，不便于复查对比，射线剂量大，目前较多医院已经取消透视检查
摄影	影像清晰，对比度及清晰度均较好，可使密度与厚度较大或密度差异较小的部位的病变显影，并可留做客观记录，便于复查对比，射线剂量小	不能观察人体器官的动态功能改变

（二）特殊检查

目前应用较多的为乳腺钼靶。

（三）造影检查

1. 造影剂

（1）高密度造影剂　常用的为钡剂和碘剂。

（2）低密度造影剂　如空气、氧等，常用于关节囊、腹腔。

2. 造影检查方法

（1）直接引入法　将造影剂直接引入器官内或器官周围。

（2）间接引入法 吸收性与排泄性两类。

（四）X 线诊断原则与步骤

1. 肯定性诊断 经过 X 线检查可以确诊。

2. 否定性诊断 即 X 线检查后，排除了某些疾病。

3. 可能性诊断 即经过 X 线检查发现某些 X 线征象，但不能确定病变性质，因而可以考虑列出数个可能性。

（五）数字 X 线成像

CR 的设备组成包括：X 线机、IP、图像读取、图像处理、图像记录、存储和显示装置、控制用的计算机等。

巩固与练习

1. 人体内产生自然对比最明显的部位是（ ）

　　A. 头部　　　　　　　B. 腹部　　　　　　　C. 胸部

　　D. 四肢　　　　　　　E. 颈部

2. X 线透视描述正确的是（ ）

　　A. 不能显示细微病变　　　　B. 能留下永久记录

　　C. 射线剂量小　　　　　　　D. 不能动态观察人体器官

　　E. 价格贵

3. X 线摄片的描述错误的是（ ）

　　A. 能显示细微病变　　　　　B. 能留下永久记录

　　C. 射线剂量大　　　　　　　D. 不能动态观察人体器官

　　E. 价格贵

4. 低密度造影剂包括（ ）

　　A. 钡剂　　　　　　　B. 碘剂　　　　　　　C. 空气

　　D. 硫酸钡　　　　　　E. 泛影葡胺

参考答案

1. C　2. A　3. C　4. C

三、X 线计算机体层成像（CT）的临床应用

（一）CT 的组成

常规 CT 主要由三部分构成。

1. 扫描部分 由 X 线管、探测器和扫描架组成。

2. 计算机系统 收集信息数据进行存储运算。

3. 图像显示和存储系统 经计算机处理重建的图像显示。

（二）CT 检查技术

1. 普通 CT

（1）平扫 一般都是先做平扫。

（2）增强扫描 血管内注入碘剂后，常用团注法，形成密度差。

（3）造影扫描 先做人体器官或结构的造影，然后再行扫描。

2. 高分辨率 CT 扫描（HRCT） 是指在短时间内取得良好空间分辨力的 CT 扫描技术。常用薄层扫描。

（三）临床应用

1. 呼吸系统 目前主要检查手段。

2. 循环系统 多排螺旋 CT 在心脏、血管显示出明显优势。

3. 消化系统 是实质性脏器的主要检查方法，对空腔脏器观察效果较佳（CT 内镜的应用）。

4. 泌尿生殖系统 对占位性病变及结石都较有优势。

5. 骨骼系统 观察细微骨结构的主要检查方法。

6. 中枢神经系统 在疾病诊断上显示出很大的优越性。

巩固与练习

1. 关于 CT 机描述不正确的是（　　）

    A. CT 机扫描部分包括：X 线管和扫描架

    B. 计算机系统是收集信息数据进行存储运算

    C. 图像显示和存储系统是处理重建图像

D. 可以做平扫和增强扫描

E. 可以做高分辨率 CT 扫描

2. CT 的应用描述错误的是(　　　)

A. 多排螺旋 CT 在心脏、血管显示出明显优势

B. 是消化系统的主要检查方法

C. 对泌尿系统占位性病变及结石显示有优势

D. 可以观察骨骼的细微结构

E. 中枢系统疾病诊断上有很大优势

参 考 答 案

1. A　2. B

四、磁共振成像（MRI）的临床应用

（一）MRI 的成像基本原理与设备

1. 主磁体　磁场强度（场强）、均匀度和稳定性，影响 MRI 的图像质量。

2. 梯度线圈　改变主磁体场强，产生梯度场，用作选层和信息的空间定位。

3. 射频发射器与 MR 信号接收器　为射频系统，主要由线圈组成。

（二）MRI 图像特点

表 6 - 19　SE 序列各加权像的参数匹配

加权成像	TR（ms）	TE（ms）
$T_1 WI$	短（≤500）	短（≤30）
$T_2 WI$	长（≥2 000）	长（≥60）
PdWI	长（≥2 000）	短（≤30）

（三）检查技术

1. 自旋回波脉冲序列　2 个扫描参数，即重复时间（TR）与回波

时间（TE）。

2. 梯度回波序列　是常用的快速成像脉冲序列，成像时间短且空间分辨力及信噪比均较高。

3. 回波平面成像　是新开发的快速成像技术。

4. 其他检查方法　脂肪抑制、血管造影、水成像、弥散成像和灌注成像。

（四）临床应用

1. 中枢神经系统及脊髓　有重要价值，除对颅骨疾病及急性颅内出血显示不如 CT，其他颅内病变较 CT 均有明显优势，尤其是后颅窝、颅颈交界区及脊髓疾病的诊断更为突出。

2. 消化系统　对腹部实质性脏器的检查明显优于 CT，肝脏平扫通过多序列、多方位能够更好地显示病变，增强较 CT 更为有优势，增强所用造影剂剂量小，显影清晰，而且 MRI 有专用肝脏造影剂；磁共振胰胆管造影对肝内外胆管及胰管的显示有独特的优势；对脾脏及血管显示清晰。

3. 生殖泌尿系统　对双肾及肾上腺显示较好；而且尿路造影对显示输尿管狭窄与梗阻有重要价值；对前列腺疾病、膀胱疾病也有重要诊断价值，尤其是前列腺癌与前列腺增生的鉴别诊断更为突出，对子宫及其附件疾病的显示也明显优于 CT，包括盆腔内占位及盆腔内淋巴结的显示。

4. 骨骼系统及其周围软组织　对骨骼的显示往往需要结合 CT 及 X 线检查，但对周围软组织、肌腱、韧带的损伤及撕裂可以做出明确诊断（明显优于 CT），对软骨的病变、早期骨坏死及骨髓病变的显示甚好。

5. 循环系统　在显示心脏大血管方面可在无创伤、无辐射下完成，对头、颈血管显示可以在不用造影剂下完成。

6. 呼吸系统　正在逐渐应用于肺部检查，MRI 对肺内病变显示不如 CT，但对肺门及纵隔内病变显示较好，无需造影剂就能清晰区分病变与大血管。

7. 对乳腺癌的诊断有重要价值。

8. 对五官及甲状腺及其周围软组织显示清晰，具有一定诊断价值。

巩固与练习

1. MRI 设备不包括(　　)

　　A. 主磁体　　　　　　B. 梯度线圈　　　　　C. X 线管

　　D. 射频发射器　　　　E. 信号接收器

2. 关于 MRI 的应用描述错误的是(　　)

　　A. 对乳腺癌的诊断有重要价值

　　B. MRI 对肺内病变的显示不如 CT

　　C. 在显示心脏大血管方面可在无创伤、无辐射下完成

　　D. 对前列腺癌与前列腺增生的鉴别无意义

　　E. 对中枢神经系统及脊髓的显示方面有重要价值

参考答案

1. C　2. D

五、呼吸系统病变的基本 X 线表现

(一) 肺部病变

表 6－20　肺部病变 X 线表现

病变	X 线表现
渗出与实变	渗出是产生实变常见的原因之一，以浆液渗出或水肿为主的实变密度较低；以脓性渗出液为主的实变密度较高；以纤维素渗出为主的实变密度最高
腺泡结节	直径在 1cm 以下，边缘较清楚，呈梅花瓣状的结节
纤维化	可分为局限性和弥漫性两类
肿块	肿块为圆形或类圆形以及分叶状致密块影，可单发或多发
空洞与空腔	空洞为肺内病变组织发生坏死、液化，坏死组织经引流支气管排出而形成。薄壁空洞的洞壁在 3mm 以下，厚壁空洞的洞壁超过 3mm，空腔是肺内腔隙的病理性扩大
间质病变	网状、细线状及条索状阴影

续表

病变	X线表现
钙化	高密度影，可为斑点状、块状或球形
肺门改变	引起肺门大小、位置和密度改变

（二）支气管阻塞性表现

1. 阻塞性肺气肿　部分阻塞引起阻塞性肺气肿；X线上患侧肺体积膨大，透亮度增加，肺纹理稀疏、纤细，胸廓前后径增大，肋间隙增宽，膈变平坦，位置下降，呼吸活动减弱。

2. 阻塞性肺不张　完全阻塞引起阻塞性肺不张；X线可见患侧密度增高，纵隔移向患侧，同时膈肌升高，肋间隙变窄。侧位有利于识别各肺叶不张的形态。

3. 阻塞性肺炎　一般表现为同一部位反复发生炎症。

（三）胸膜病变

1. 胸腔积液　包括游离性胸腔积液（图 6-1）、包裹性胸腔积液、叶间积液及肺底积液等。

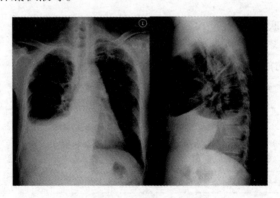

图 6-1　右侧胸腔积液

2. 气胸及液气胸　气胸是气体将肺组织向肺门区压缩（图 6-2）。液气胸为胸腔积气和积液并存时，立位表现为横贯一侧胸腔的气液平面。

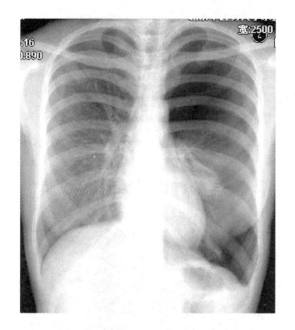

图 6 - 2　左侧气胸

3. 胸膜增厚、粘连、钙化　胸膜肥厚、粘连常同时存在。胸膜轻度增厚时，X 线表现为肋膈角变钝、消失。广泛胸膜肥厚呈大片不均匀性密度增高影，患侧胸廓塌陷，可见胸膜钙化。

巩固与练习

1. 肺结核愈合后的影像表现是(　　)
   A. 干酪性病灶　　　　B. 纤维化及钙化　　　C. 空洞
   D. 渗出　　　　　　　E. 增殖
2. 可以看到渗液曲线的疾病是(　　)
   A. 气胸　　　　　　　B. 液气胸　　　　　　C. 包裹性胸腔积液
   D. 游离性胸腔积液　　E. 叶间积液

参考答案

1. B　2. D

六、常见呼吸系统疾病的影像诊断

（一）慢性支气管炎

1. X线表现 依病情轻重和病程长短而异。早期病情较轻、病程较短者，X线可无异常发现，病情较重、病程较长者，X线可见肺纹理增多、增粗、紊乱、甚至扭曲，肺纹理伸至肺野外带（图6-3），随着病变的进一步进展，可见肺间质纤维化的网状阴影。并发肺内感染时，可出现散在的斑片状阴影。慢性支气管炎多并发肺气肿，进一步发展可出现肺心病。

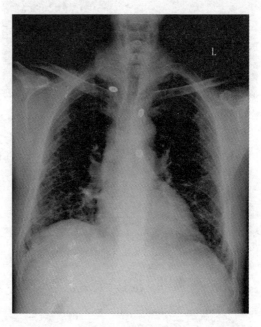

图6-3 慢性支气管炎

（二）支气管扩张症

支气管扩张症可分为先天性和后天性。

1. 柱状支气管扩张 X线表现部分轻者平片可无明显异常，少数肺纹理增多、增粗。扩张而含气的支气管可见管状透明阴影，部分可见

"轨道征"；CT 表现呈"双轨征"或"印戒征"（图6-4）。

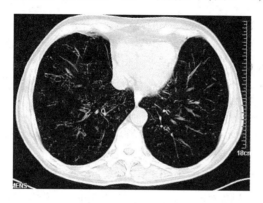

图6-4　柱状支气管扩张

2. 囊状支气管扩张　X 线表现为多个薄壁空腔，伴有感染时，空腔内可有液平；CT 表现可见支气管远端呈囊状膨大。成簇的囊状扩张可形成葡萄串状改变，合并感染时囊内可见液平及囊壁增厚（图6-5）。

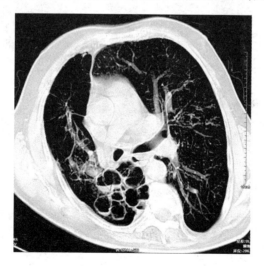

图6-5　囊状支气管扩张

3. 混合型支气管扩张　以上两种同时存在。目前高分辨率 CT 可确诊支气管扩张。

（三）肺炎

1. 大叶性肺炎

（1）充血期　X线可无明显变化，或可见到局限性的肺纹理增粗、增深；CT表现为病变区呈磨玻璃样阴影，边缘模糊。

（2）实变期　X线表现为肺野出现均匀的片状增高密度影，病变呈肺段性或大叶性分布，在增高密度影中常可见含气支气管影；CT表现可见大叶或肺段分布的致密阴影，在显示空气支气管征方面CT较普通胸片更清晰（图6-6）。

（3）消散期　X线表现为实变阴影逐渐减退，由均匀变为不均匀，再由不均匀转变为散在的斑片状影，继而可见到增粗的肺纹理，最后可完全恢复正常。

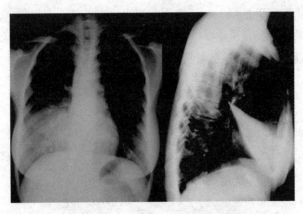

图6-6　右肺中叶大叶性肺炎实变期

2. 支气管肺炎　亦称小叶性肺炎。

（1）X线表现　常位于两下肺野的中内带，表现为肺纹理增粗，有散在的小斑片状密度不均匀、边界模糊的高密度影，有的可以融合成片状或云絮状高密度影，其内可见含气的支气管。

（2）CT表现　两肺中下部支气管血管束增粗，可见大小不等的结节状及斑片状阴影，边缘模糊，其间可见含气的肺组织。

3. 间质性肺炎

（1）X线表现　常同时累及两肺中下肺野。表现为肺纹理增粗、紊乱、模糊，交织成网状，部分可见渗出，呈磨玻璃样改变，部分肺门影增高、模糊、结构不清。

（2）CT表现　早期表现为两侧支气管血管增粗，并伴有磨玻璃样阴影，代表支气管周围间质内炎性渗出。较重者可见小斑片状阴影。

（四）肺脓肿

1. X线表现　早期表现较大的片状致密影，中心密度较浓，愈向外愈淡，边缘模糊，有时和肺癌难以鉴别。当病变中心肺组织出现坏死、液化及部分咳出后，则在致密实变中出现含有液平的空洞，空洞往往为厚壁空洞。慢性肺脓肿时，周围炎性浸润，结缔组织增生，可见厚壁空洞影，空洞有或无液平面（图6-7）。

2. CT表现　主要应用于当肺内有较广泛的感染或胸水掩盖的肺内脓肿，平片不能显示时，在显示空洞及其周围情况较平片有明显优势，有时可见相通的支气管。

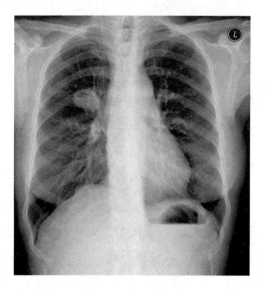

图6-7　右肺脓肿

（五）肺结核

1. 原发型肺结核

（1）原发综合征 多见于儿童和青少年，X 线典型表现为"哑铃征"。原发浸润：多位于两肺中上肺野；淋巴管炎：自原发病灶向肺门走行的不规则条索状影；肺门、纵隔淋巴结肿大：结核菌沿淋巴管引流至肺门和纵隔淋巴结。

（2）胸内淋巴结结核 胸内或纵隔内淋巴结结核，CT 表现为可清晰发现肺门及纵隔淋巴结增大，显示其形态、大小等，对隆突下淋巴结增大，X 线不易显示，而 CT 可以清晰显示。

2. 血行播散型肺结核

（1）急性粟粒型肺结核 表现为两肺弥漫性粟粒状影，粟粒影特点主要为三均匀，即分布均匀、大小均匀和密度均匀（图 6 - 8）。

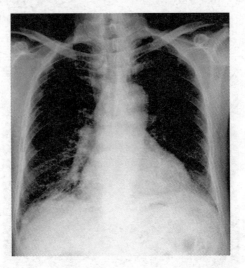

图 6 - 8 急性粟粒型肺结核

（2）亚急性或慢性血行播散型肺结核 多位于两肺中上肺野，呈粟粒状阴影，特点为三不均匀，即分布不均、大小不一、密度不均（图 6 -9）。血行播散型肺结核 CT 与 X 线胸片所见相似。

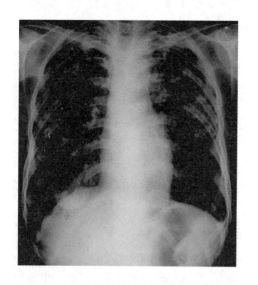

图 6 - 9　亚急性或慢性血行播散型肺结核

3. 继发性肺结核

（1）干酪性肺炎　多发生于两上肺，呈大片状致密性实变，X 线与 CT 可清晰显示。

（2）结核球　为圆形或椭圆形，内部可见斑点状钙化，周围常见散在的纤维增殖性病灶，称卫星灶（图 6 - 10）。

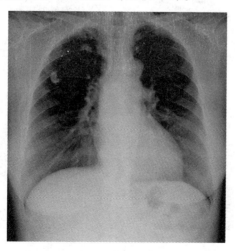

图 6 - 10　右肺尖结核球

（3）结核性空洞　薄壁空洞，空洞周围常有卫星灶（图6-11）。

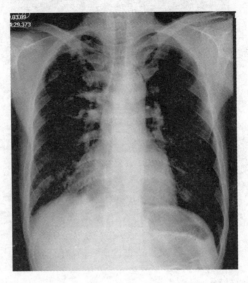

图6-11　右上肺结核空洞

（4）硬结灶、钙化及索条影　提示病变愈合（图6-12）。

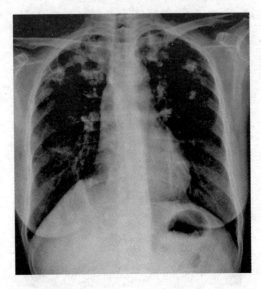

图6-12　两上肺陈旧性肺结核（多发钙化、硬结、索条影）

4. 结核性胸膜炎

（1）干性胸膜炎 较少，X线可无异常表现或有膈肌运动受限。

（2）渗出性胸膜炎 常表现为单侧胸腔积液，一般为浆液性，偶有血性，慢性者可出现胸膜肥厚和钙化。

5. 其他肺外结核 如骨结核、肾结核等。

（六）肺肿瘤

1. 原发性支气管肺癌

（1）中央型肺癌 发生于肺段及肺段以上支气管的肿瘤，早期中央型肺癌，局限于黏膜内，X线可无异常表现，偶尔可有局限性肺气肿，CT可显示支气管壁不规则增厚、管腔狭窄或壁结节；中晚期中央性肺癌，X线表现为肺门影增大，甚至可见肺门肿块，呈分叶状，边缘不规则，可见小毛刺，常伴有阻塞性肺炎、阻塞性肺不张或阻塞性肺气肿。最典型的肺不张是右肺门肿块的下缘与右上肺肺不张的下缘呈横S形，称"横S征"（图6-13）。CT可清晰显示肿块，可见支气管呈鼠尾征或杯口截断征，伴有阻塞性征象可显示受累气管及其肺叶，CT在显示肺门、纵隔淋巴结侵及情况尤为清晰。

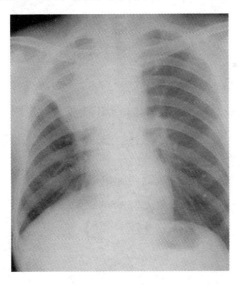

图6-13 右上肺中央型肺癌伴右上肺肺不张（横S征）

（2）周围型肺癌　发生于肺段以下支气管的肿瘤。早期周围型肺癌，X线可见肺内结节影，直径<3.0cm，边缘多有毛刺、分叶或胸膜凹陷征；中晚期周围性肺癌，肿瘤较大，直径>3.0cm，可有转移、空洞、分叶、毛刺等恶性征象，CT有助于显示肿瘤细微结构及周围侵及情况，增强扫描更有助于肺癌的诊断（图6-14）。

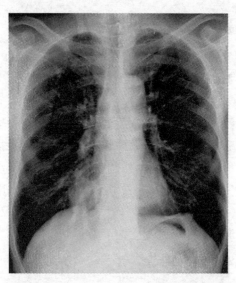

图6-14　右下肺心膈角处外围型肺癌

（3）弥漫型肺癌　表现为两肺广泛的细小结节影，部分可以融合，CT在其显示方面较有优势，尤其是HRCT（高分辨率CT），往往伴有肺门及纵隔淋巴结转移，如支气管肺泡癌。

2. 转移性肺肿瘤

（1）血行转移　X线表现为两肺单个或多个大小不一的结节影，边缘清晰，密度较均匀，以两中下肺数量较多、直径较大，CT在显示较小结节及粟粒状转移更有优势（图6-15）。

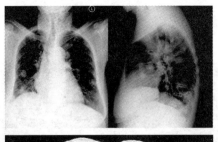

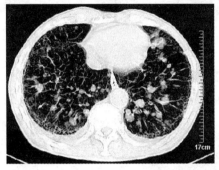

图 6 – 15 肝癌肺转移

（2）淋巴结转移 主要表现为肺门、纵隔淋巴结增大，X 线显示不佳，有时可以通过间接征象诊断，CT 显示更加清晰，高分辨率 CT 对淋巴道转移的诊断具有独特的优势。

（3）直接蔓延 最常见于纵隔肿瘤及肋骨肿瘤等。

（七）纵隔肿瘤

1. 前纵隔肿瘤 前纵隔常见的肿瘤为胸腺瘤及畸胎瘤。可见前中纵隔向一侧、两侧凸出的影像（图 6 – 16）。

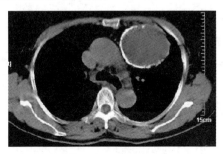

图 6 – 16 前纵隔畸胎瘤

2. 中纵隔肿瘤 中纵隔常见的肿瘤为淋巴瘤,纵隔内可见多个肿大的淋巴结影,部分可以融合(图6-17)。

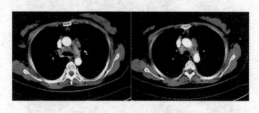

图6-17 中纵隔淋巴瘤

3. 后纵隔肿瘤 后纵隔常见的肿瘤为神经源性肿瘤、神经纤维瘤、神经鞘瘤,多发生于脊柱旁(图6-18)。

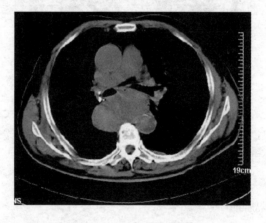

图6-18 后纵隔神经源性肿瘤

巩固与练习

1. 慢性支气管炎常见的并发症是(　　)

　A. 胸膜病变　　　　B. 肺内钙化　　　　C. 肺气肿

　D. 肺不张　　　　　E. 肺内空洞

2. 胸片可见肺内多个囊状呈葡萄串样改变,部分有液平,应考虑(　　)

　A. 肺脓肿　　　　　B. 肺炎　　　　　　C. 肺结核

　D. 肺肿瘤　　　　　E. 囊状支气管扩张

3. CT 可见双轨征或印戒征，应考虑的疾病是（　　）

　　A. 柱状支气管扩张　　B. 囊状支气管扩张　　C. 肺间质纤维化

　　D. 肺大泡　　　　　　E. 大叶性肺炎

4. 患者，女性，30 岁。3 天前出现高热，胸痛，咳嗽，咳痰，胸片后前位右中肺野呈大片状密度增高阴影。在实变的阴影中见到支气管气像，考虑是哪种病变（　　）

　　A. 右中肺不张　　　　B. 大叶性肺炎　　　　C. 支气管肺炎

　　D. 肺结核　　　　　　E. 中心性肺癌

5. 小叶性肺炎的特点是（　　）

　　A. 两下肺野中内带斑片状高密度影

　　B. 呈肺叶或肺段分布

　　C. 可见含气支气管征

　　D. 可见空洞形成

　　E. 可见双轨征

6. 患者，男，60 岁。咳嗽，咳痰，胸片示两下肺野呈网状改变，可见渗出，部分呈磨玻璃样改变，应考虑的疾病是（　　）

　　A. 大叶性肺炎　　　　B. 小叶性肺炎　　　　C. 间质性肺炎

　　D. 肺结核　　　　　　E. 肺癌

7. 急性肺脓肿的典型 X 线表现是（　　）

　　A. 两肺多发纤维空洞，呈葡萄串样改变，部分可见液平

　　B. 可见团块边缘有毛刺，呈分叶状，中心有空洞，内壁不光整

　　C. 肺野边缘见薄壁空洞

　　D. 中肺野见大团片状致密阴影，其内可见液平，呈厚壁空洞

　　E. 可见薄壁空洞，空洞周围可见卫星灶

8. 患者，女，3 岁，咳嗽，胸片示可见哑铃征，考虑的疾病是（　　）

　　A. 急性粟粒型肺结核　　　　B. 慢性粟粒型肺结核

　　C. 结核球　　　　　　　　　D. 结核性空洞

　　E. 原发型肺结核

9. 两肺散在均匀分布粟粒状影，大小相当，密度均匀，考虑（　　）

A. 两肺血运转移瘤　　　　B. 急性粟粒型肺结核

C. 慢性粟粒型肺结核　　　D. 结核球

E. 胸膜病变

10. 干酪性肺炎的影像表现是（　　　）

A. 钙化　　　　　　B. 增殖　　　　　　C. 纤维化

D. 渗出　　　　　　E. 空洞

11. 结核性空洞的特点是（　　　）

A. 两肺多发纤维空洞，呈葡萄串样改变，部分可见液平

B. 可见团块边缘有毛刺，呈分叶状，中心有空洞，内壁不光整

C. 肺野边缘见薄壁空洞

D. 中肺野见大团片状致密阴影，其内可见液平，呈厚壁空洞

E. 可见薄壁空洞，空洞周围可见卫星灶

12. 符合中央型肺癌表现的是（　　　）

A. 右肺可见横 S 征

B. 右肺尖可见软组织团块影，有分叶

C. 左肺近肋膈角处可见软组织影，有毛刺

D. 右肺尖可见高密度影，边缘可见索片状影

E. 左肺可见哑铃征

13. 胸膜粘连最常见的部位是（　　　）

A. 叶间胸膜　　　　B. 肋膈角处　　　　C. 心膈角处

D. 纵隔胸膜　　　　E. 肺尖部胸膜

14. 原发综合征的典型表现是（　　　）

A. 两上野的片状阴影，中央密度较高，周围逐淡

B. 索条状边缘模糊阴影，由病变区伸向肺门

C. 肺门淋巴结肿大

D. 原发病灶、肺门淋巴结及结核性淋巴管炎组成的哑铃状影

E. 两肺散在斑点状密度增高影

15. 符合两肺转移瘤特点的是（　　　）

A. 两肺散在粟粒状影，分布、大小、密度均匀

B. 两肺散在多个大小不等的结节影，以两下肺野数量多、直径大、密度高

C. 两肺散在多个大小不等的结节影，以两上肺野数量多、直径大、密度高

D. 左肺可见结节影，周围可见卫星灶

E. 两肺尖可见索片状高密度影

16. 符合慢性或亚急性粟粒型肺结核特点的是（　　）

A. 两肺散在粟粒状影，分布、大小、密度均匀

B. 两肺散在多个大小不等的结节影，以两下肺野数量多、直径大、密度高

C. 两肺散在多个大小不等的结节影，以两上肺野数量多、直径大、密度高

D. 左肺可见结节影，周围可见卫星灶

E. 两肺尖可见索片状高密度影

17. 前纵膈好发肿瘤是（　　）

A. 胸腺瘤　　　　B. 淋巴瘤　　　　C. 神经源性肿瘤

D. 神经纤维瘤　　E. 食管癌

18. 中纵膈好发肿瘤是（　　）

A. 胸腺瘤　　　　B. 淋巴瘤　　　　C. 神经源性肿瘤

D. 神经纤维瘤　　E. 食管癌

参考答案

1. C　2. E　3. A　4. B　5. A　6. C　7. D　8. E　9. B　10. D　11. E　12. A　13. B　14. D　15. B　16. C　17. A　14. B

七、心脏增大的 X 线表现

（一）心脏增大

1. 左心室增大　常见于高血压病、主动脉瓣关闭不全或狭窄、二尖瓣关闭不全及部分先天性心脏病等（图 6–19）。

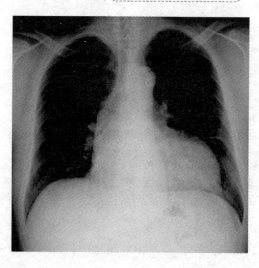

图 6 - 19　左心室增大的 X 线表现

表 6 - 21　左心室增大 X 线表现

位置	X 线表现
后前位	左心室段向左延伸，心尖向左下移位
后前位	相反搏动点向上移位
后前位	左心室段延长，明显向左扩展
左前斜位	心后缘下段向后下延伸，左心室与脊柱重叠，室间沟向前下移位
左侧位	心后间隙变窄、消失，心后下缘食管前间隙消失

2. 右心室增大　常见于二尖瓣狭窄、慢性肺源性心脏病、肺动脉瓣狭窄、肺动脉高压等。

表 6 - 22　右心室增大 X 线表现

位置	X 线表现
后前位	心腰变饱满、平直，心尖上翘
后前位	相反搏动点向下移位
右前斜位	左心室段前缘呈弧形丰满、前突，心前间隙变窄
左前斜位	心脏膈面延长，心前缘向下段膨隆，室间沟向后上移位。右心室向前、向左、向后增大，心脏呈二尖瓣型

3. 左心房增大　常见于二尖瓣病变、左心衰竭和一些先天性心脏病等。

表 6 – 23　左心房增大 X 线表现

位置	X 线表现
后前位	心右缘双弧影，心底部双心房影
后前位	心左缘可见左心耳突出（第三号）
右前斜位	食管中下段受压向后移位，是左心房增大的最敏感征象
左前斜位	与左主支气管间的透明带消失，明显者可见左主支气管受压抬高

4. 右心房增大　常见于右心衰竭、房间隔缺损、三尖瓣病变。

表 6 – 24　右心房增大 X 线表现

位置	X 线表现
后前位	右心房段向上方扩展、膨隆，弧度加长，与升主动脉交点明显上移，最突出点位置较高，可伴有上、下腔静脉扩张，可作为右心房增大的间接征象
右前斜位	心后缘下段呈圆弧状膨隆
左前斜位	右心房段延长、膨隆，超过心前缘长度一半以上，并与其下方的右心室段有成角现象

（二）心脏形态改变

1. 二尖瓣型　心脏呈梨形，右、左心缘不同程度地向外膨突，心尖上翘，肺动脉凸出，主动脉球缩小。常见于二尖瓣狭窄、肺动脉瓣狭窄、慢性肺源性心脏病等。

2. 主动脉型　心脏呈靴形，心腰凹陷，左下缘向左扩张，主动脉球突出，常见于高血压病（图 6 – 20）。

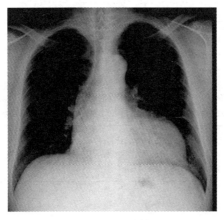

图 6 – 20　主动脉型

3. 普遍增大型　心脏两侧均匀性增大，以心肌炎和全心衰竭最多见。心包积液亦可见心影普遍增大（图 6 - 21）。

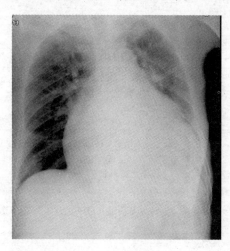

图 6 - 21　普遍增大型

（三）肺血管改变

表 6 - 25　肺血管改变 X 线表现

肺血管改变	X 线表现
肺充血	肺动脉内血流量过多。X 线表现为肺纹理增多、紊乱，肺静脉扩张；肺动脉段膨隆，两肺门影增大；肺动脉及两肺门动脉搏动增强；透视下可见肺门"舞蹈"
肺血减少	肺动脉血流量减少，X 线表现为肺动脉血管纹理变细、稀疏，肺门动脉变细，肺纹理稀疏，肺野透亮度增加
肺静脉高压	主要原因是肺静脉、左心阻力升高，X 线表现为开始是肺淤血，表现为肺透明度降低，双肺门血管纹理模糊，上肺静脉增粗，管径大于下肺静脉。随着压力的增高，出现间质性肺水肿。严重者可见"蝶翼状"阴影
肺动脉高压	右心排血量和肺动脉阻力是影响肺动脉压的主要因素，X 线表现为中心动脉扩张、搏动增强；肺动脉段突出；出现肺门截断现象；中心肺动脉搏动增强；右室大。常见于肺心病

巩固与练习

1. 高血压性心脏病最常见的表现是(　　)

　　A. 右心室增大　　　　B. 左心室增大　　　　C. 普大型心脏

　　D. 左心房增大　　　　E. 右心房增大

2. 左心室增大的描述正确的是(　　)

　　A. 左心室向左延伸，心尖向左上移位

　　B. 相反搏动点向下移位

　　C. 左心室段延长，明显向右扩展

　　D. 室间沟向前上移位

　　E. 心后间隙变窄、消失，心后下缘食管前间隙消失

3. 右心室增大描述错误的是(　　)

　　A. 心腰饱满

　　B. 相反搏动点向下移位

　　C. 心前间隙变窄

　　D. 室间沟向前下移位

　　E. 右心室向前、向左、向后增大

4. 左心房增大描述错误的是(　　)

　　A. 心右缘双弧影

　　B. 心底部双心房影

　　C. 左心耳不突出，可见第三弓

　　D. 食管中下段受压

　　E. 左主支气管抬高

参考答案

1. B　2. E　3. D　4. C

八、常见循环系统疾病的影像诊断

(一) 风湿性心脏病

1. 单纯二尖瓣狭窄　X 线表现为心影呈二尖瓣型增大，左心房及

右心室增大，左心耳凸出，肺动脉段突出，主动脉球、左心室变小，二尖瓣可见钙化。肺静脉高压，伴有肺动脉高压表现。

2. 二尖瓣关闭不全 常合并二尖瓣狭窄。与左心室血液回流有关。如回流较少，X 线表现可无明显改变，或仅见左心房和左心室轻度增大。如回流中度以上，左心房和左心室明显增大，晚期可出现明显肺循环高压，右心室亦可增大。

（二）高血压性心脏病

早期高血压不引起心脏变化，长期持续高血压使左心室增大肥厚，呈主动脉型增大。左心功能不全时，左心房增大，并有肺淤血和肺水肿征象。严重者则心脏普遍增大。

（三）冠状动脉粥样硬化性心脏病（冠心病）

冠状动脉粥样硬化性心脏病又称缺血性心脏病。

（四）慢性肺源性心脏病

1. 慢性肺部疾患 慢性支气管炎、广泛的肺间质纤维化与胸膜增厚。

2. 肺气肿 胸廓前后径等于或大于左右径，肋骨平行，肋间隙增宽，肺透亮度增加，多为中度以上肺气肿。

3. 肺动脉高压 肺动脉段突出，肺动脉主干、分支明显增宽，出现肺门截断征。

4. 右心室增大 右心室主要向前、向左、向后增大，心脏呈二尖瓣型。

（五）心包炎

1. 心包积液 干性和积液量小的心包炎 X 线可无异常发现。中到大量积液典型 X 线征象，心影向两侧扩张，心腰及心缘各弓的正常分界消失，呈烧瓶状（图 6-22）。

2. 缩窄性心包炎 半数心影大小正常，心影边缘不规则、僵直，心包钙化是缩窄性心包炎的特征性表现，心脏搏动减弱或消失，可伴有胸腔积液。

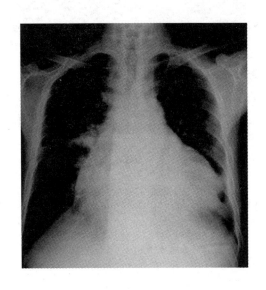

图 6 - 22　心包积液

巩固与练习

1. 慢性肺源性心脏病描述错误的是(　　)

 A. 左心室增大   B. 肺动脉高压   C. 肺门截断征

 D. 肺气肿   E. 右心室增大

2. 心包积液描述正确的是(　　)

 A. 心影边缘不规则 B. 心影边缘僵直 C. 心影呈烧瓶状

 D. 肺动脉高压   E. 心包钙化

参考答案

1. A 2. C

九、消化系统疾病影像学检查方法

(一) 胃肠道检查方法

1. 普通检查

(1) 腹部平片　通常拍摄仰卧前后位（卧位片）和立位片，卧位腹平片多用于泌尿系结石检查，立位腹平片多用于消化系急腹症检查。

（2）透视　现在应用较少。

2. 造影检查

（1）气钡双重检查

①食道吞钡造影检查　观察食道黏膜、轮廓、蠕动和食道扩张度及通畅性。

②上消化道造影检查　检查范围包括食道、胃、十二指肠和上段空肠。

③全消化道造影检查　检查范围包括食道、胃、十二指肠、空肠、回肠及回盲瓣。

④结肠气钡双重造影（钡灌肠）　检查范围包括直肠、结肠、盲肠及回盲瓣。

（2）钡剂检查注意要点

①造影前患者均应禁食6小时以上，造影前3天不服用含重金属元素的药物。

②做钡剂灌肠者检查前1天晚上需服轻泻剂清洁肠道或检查前2小时行清洁灌肠。

③钡剂造影检查时要多方位、多角度观察和摄片，将功能改变和形态学改变相结合，并参考触压时所了解的胃肠壁柔软度、移动性、压痛或有无肿块等才能作出正确诊断。

（二）肝、胆、胰的影像检查方法

1. 肝脏影像检查方法

（1）X线检查　透视和平片只能大致了解肝脏的轮廓、大小、钙化和积气，诊断价值有限。

（2）CT检查

①CT平扫　患者取仰卧位，直接定位扫描。

②增强扫描　用泛影葡胺或含碘非离子型造影剂。增强扫描的目的在于对病变定位、定性，帮助进行鉴别诊断。

（3）MRI检查　使用自旋回波（SE）序列，一般做横断面 T_1WI、T_2WI，还可做冠状面 T_1WI、T_2WI，必要时做矢状面成像。动态增强

MRI 血管造影可获得清晰图像，在病变诊断方面较 CT 有明显优势。

2. 胰腺检查

（1）X 线检查　了解胰腺有无钙化、结石，诊断价值不大。

（2）CT 检查　CT 可显示胰腺的大小、形态、密度和结构，区分病变属囊性或实性，是胰腺疾病最重要的影像学检查方法。通常先做平扫，然后再做增强扫描。由于胰腺较小，一般采用薄层扫描。

（3）MRI 检查　胰腺扫描层厚可更薄。更有利于显示胰腺轮廓及大小。

（三）正常消化系统的影像学表现

1. 胃肠道疾病的检查　目前胃肠道疾病首选的检查方法是钡剂造影。

（1）咽部　咽部分鼻咽、口咽和喉咽 3 个部分。

（2）食管　起始于第六颈椎水平，分为颈段、胸段、腹段 3 段（图 6 - 23）。右前斜位可观察到食管的 3 个压迹，从上至下为主动脉弓压迹、左主支气管压迹、左心房压迹（图 6 - 24）。2 个生理狭窄：咽与食管移行处、食管穿过食管裂孔处。

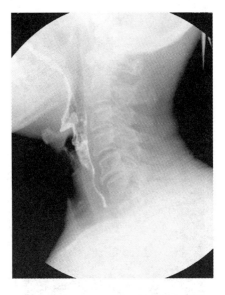

图 6 - 23　食管型颈椎病压迫食管（颈段食管）

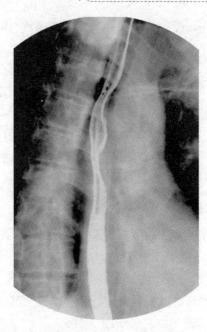

图 6 - 24　食管右前斜位可见食管的 3 个压迹

（3）胃　胃一般分为胃底、胃体、胃窦 3 部分及胃小弯和胃大弯（图 6 - 25）。

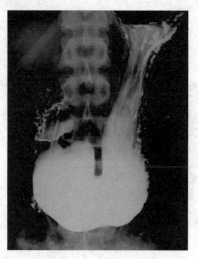

图 6 - 25　胃的正常形态

2. 常见的胃形状

（1）牛角型 位置、张力高，呈横位，上宽下窄，形如牛角。

（2）钩型 位置、张力中等，胃角明显，胃的下极大致位于髂嵴水平，形如鱼钩（图6-26）。

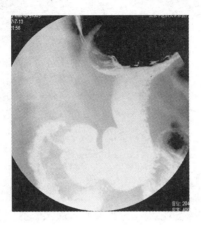

图6-26 钩型胃

（3）长钩型 又称无力型，位置、张力低，胃腔上窄下宽如水袋状，胃下极位于髂嵴水平以下（图6-27）。

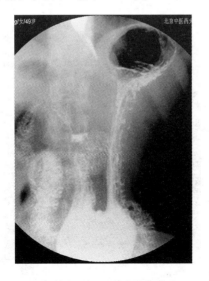

图6-27 长钩型胃

（4）瀑布型　胃底大，多呈囊袋状，胃泡大，胃体小，张力高。食物先进入胃底，充满后再溢入胃体，犹如瀑布（图6-28）。

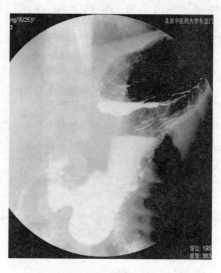

图6-28　瀑布型胃

3. 十二指肠　十二指肠呈C形，分球部、降部、水平部（横部）和升部，包绕胰头（图6-29）。

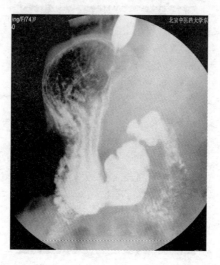

图6-29　十二指肠

4. 空肠与回肠 空肠与回肠之间没有明确的分界，空肠蠕动活跃，呈羽毛状，回肠蠕动较慢，皱襞少而浅（图6-30）。

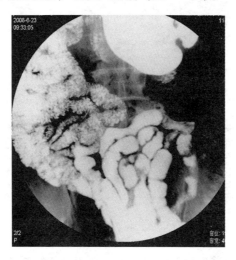

图6-30 空回肠

5. 大肠 大肠分盲肠、升结肠、横结肠、降结肠、乙状结肠和直肠，绕行于腹腔四周。升、横结肠转弯处为肝曲，横、降结肠转弯处为脾曲（图6-31、图6-32、图6-33）。

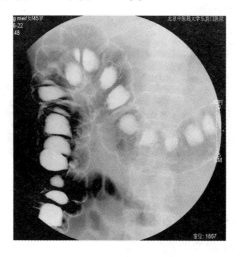

图6-31 正常结肠肝曲（俯卧位）

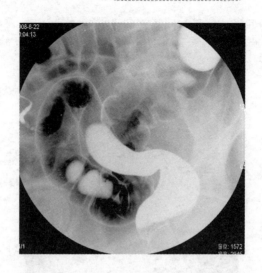

图6-32 正常直肠、乙状结肠（仰卧位）

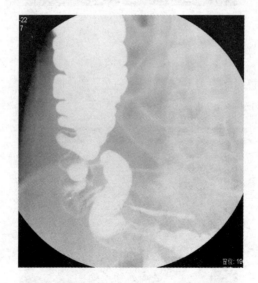

图6-33 正常盲肠、回盲瓣及阑尾（仰卧位）

（四）消化系统基本病变的影像学表现

1. 胃肠道基本病变的轮廓改变

（1）龛影 胃肠道壁发生溃烂，达到一定深度，造影时钡剂充填，当 X 线从切线位投影时，形成钡斑影像（图 6-34）。

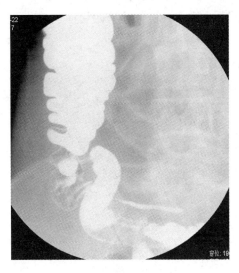

图 6-34 胃小弯侧龛影

（2）憩室 胃肠道管壁薄弱区向外突出，邻近组织粘连牵拉、挤压使管壁全层向外突出，钡剂充填形成囊袋状影像（图 6-35）。

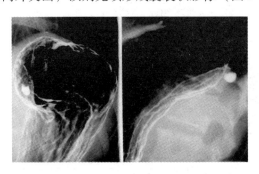

图 6-35 胃底憩室

（3）充盈缺损 充盈缺损是指消化管腔内因隆起性病变而致使钡剂不能在该处充盈。多见于恶性肿瘤和肉芽肿。

2. 黏膜皱襞的改变

（1）黏膜皱襞破坏 黏膜皱襞影像消失，代之杂乱而不规则的影像，使黏膜皱襞中断。

（2）黏膜皱襞平坦　黏膜皱襞的条纹状影变得平坦、不明显。

（3）黏膜皱襞纠集　黏膜皱襞从四周向病变集中。往往瘢痕收缩所造成。

3. 管腔大小的改变

（1）管腔狭窄　管腔持久性缩小。

（2）管腔扩张　管腔持续性增大，可见积气和积液征象。

4. 功能性改变

（1）张力改变　张力增高使管腔缩窄、变小，而张力减低则使管腔扩大。痉挛是局部张力增高，多为暂时性。

（2）蠕动改变　蠕动增强为蠕动波增多、加深、运行加快；蠕动减弱为蠕动波减少、变浅、运行减慢。

（3）运动力改变　与胃肠道张力及蠕动等关系密切。

（4）分泌功能改变　胃分泌增加主要表现为胃液分泌增多。

巩固与练习

1. 胃溃疡主要做的检查是（　　　）

    A. 食管造影　　　　　　B. 胃部 CT　　　　　　C. 上消化道造影

    D. 钡灌肠　　　　　　　E. 胃部 MRI

2. 消化道造影最常用的造影剂是（　　　）

    A. 硫酸钡　　　　　　　B. 碘海醇　　　　　　C. 优维显

    D. 泛影葡胺　　　　　　E. 碘化油

3. 关于食管描述不正确的是（　　　）

    A. 食管一般起始于颈 6 水平

    B. 左前斜位，食管可看到 3 个压迹

    C. 食管分 3 段

    D. 食管有 2 个生理狭窄

    E. 胸腹段食管分界线不易看到

4. 胃的描述不正确的是（　　　）

    A. 胃大弯黏膜较粗　　B. 长钩型胃张力低　　C. 钩型胃张力中等

    D. 牛角型胃张力低　　E. 胃内可以有气体

参考答案

1. C　2. A　3. B　4. D

十、常见消化系统疾病的影像诊断

（一）食管静脉曲张

门静脉高压的重要表现，常见于肝硬化。

1. 早期食管静脉曲张　发生于食管下段，表现为黏膜皱襞稍增粗、增宽、略有迂曲。

2. 中期食管静脉曲张　发生于食管中下段，表现为黏膜增粗、增宽、迂曲，呈蚯蚓样、串珠样改变。

3. 晚期食管静脉曲张　整个食管全部受累，表现为呈大小不等的充盈缺损，虫蚀样、曲链样改变（图6-36）。

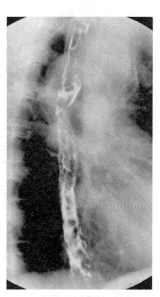

图6-36　食管静脉曲张（中-晚期）

（二）食管癌

1. 分型

（1）增生型　肿瘤向腔内生长，形成大的充盈缺损。

（2）浸润型　管壁四壁全部受侵，呈环状增厚，管腔狭窄。

（3）溃疡型　形成局限性大溃疡，深达肌层，形成龛影。

（4）混合型　以上3型中的2型同时出现称混合型。

2. 共性

（1）都是恶性肿瘤。

（2）黏膜皱襞中断、破坏、消失。

（3）管腔狭窄　浸润型为著，其他各型进展期，管腔不对称。

（4）管壁僵硬。

（5）蠕动消失（图 6 – 37、图 6 – 38）。

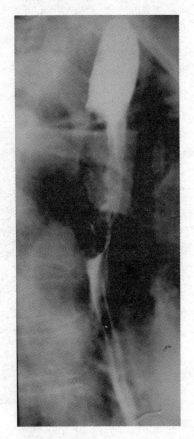

图 6 – 37　食管癌（增生型）

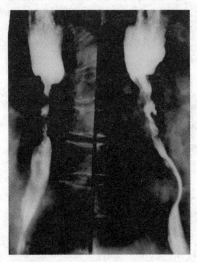

图 6 – 38　食管癌（混合型：
浸润型、溃疡型）

（三）消化性溃疡

1. 胃溃疡

（1）直接征象（图 6 – 39）

①龛影　当 X 线呈切线位，可以看到突出于腔外像乳头样的影像，垂线位形成一个亮的钡斑。

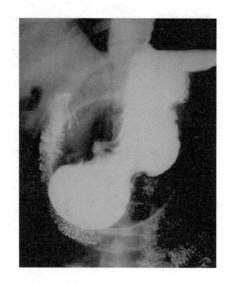

图6-39 胃溃疡

②水肿环 龛影口部有一圈黏膜水肿所造成的透明带。

③黏膜纠集 周围黏膜向病变部位纠集。

（2）间接征象

①痉挛性改变 常表现为胃窦痉挛和幽门痉挛，胃排空减慢，易出现胃潴留。

②分泌增加 胃液分泌较多，使造影剂不易附着于胃壁，在胃内形成液面。

③胃蠕动 增强或减弱。

④变形 瘢痕组织使胃变形和狭窄。

2. 十二指肠溃疡（图6-40）

（1）直接征象 与胃溃疡相似。

（2）间接征象

①痉挛性改变 幽门痉挛。

②胃分泌增多 胃液分泌较多。

③激惹征 钡剂到达球部后不易停留，迅速排出，是指蠕动增快。

④十二指肠球变形 为十二指肠球溃疡较常见征象。

⑤球部有固定压痛。

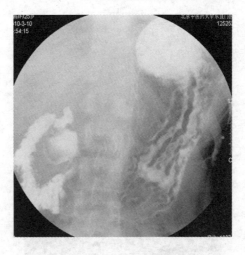

图6-40 十二指肠球部溃疡

(四) 胃癌

1. 分型

（1）增生型（息肉型、肿块型、蕈伞型） 肿瘤向胃腔内生长，多高低不平，如菜花状，常有糜烂，形成大的充盈缺损（图6-41）。

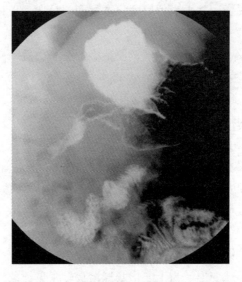

图6-41 胃窦癌（增生型，病理为印戒细胞癌）

（2）浸润型（硬癌） 沿胃壁浸润生长，侵犯胃壁各层，使胃壁增厚、僵硬，弹性消失。黏膜表面平坦、粗糙，胃腔缩小（图6-42）。

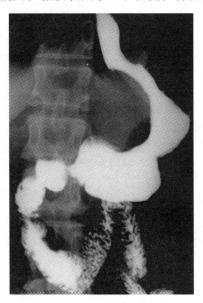

图6-42 胃窦癌（浸润型）

（3）溃疡型 肿瘤常深达肌层，形成大而浅的盘状腔内龛影，边缘呈环堤状水肿，又称恶性溃疡（图6-43）。

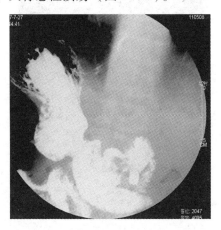

图6-43 胃窦癌（溃疡型）

2. 共性

（1）都是恶性肿瘤。

（2）黏膜皱襞中断、破坏、消失。

（3）胃腔狭窄，管壁僵硬。

（4）蠕动消失。

表 6 – 26　胃良性溃疡与恶性溃疡 X 线鉴别诊断

	良性溃疡	恶性溃疡
龛影形状	圆形或椭圆形，边缘光滑整齐	边缘不规则，扁平，有多个尖角
龛影位置	突出胃轮廓外	位于胃腔轮廓之内
龛影周围和口部	黏膜水肿如黏膜线、项圈征、狭颈征，黏膜皱襞向龛影集中直达龛口	环堤样水肿，指压迹、尖角征，皱襞中断、破坏
附近胃壁	柔软，有蠕动	僵直，蠕动消失

（五）溃疡性结肠炎

病变先累及直肠、乙状结肠、降结肠、横结肠、升结肠，最后累及回盲瓣，X 线肠管痉挛、变细，结肠袋变浅、消失，边缘可见黏膜皱襞紊乱，粗细不一，其中可见多数毛刺状突出的小龛影。慢性晚期病变整个结肠全部受累，向心性狭窄，边缘僵直，同时肠管明显缩短，呈硬管状（图 6 – 44）。

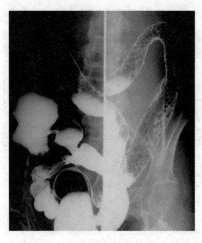

图 6 – 44　溃疡性结肠炎

（六）结肠癌

1. 增生型 肿瘤向腔内生长，呈菜花状，肿瘤基底部较宽，肠壁增厚。常有糜烂，形成充盈缺损，肠壁僵硬平直，结肠袋消失（图6－45）。

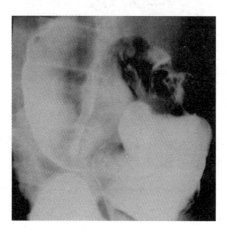

图6－45 增生型结肠癌

2. 浸润型 沿肠壁浸润，肠壁增厚，病变绕肠壁环形生长，可偏于一侧或形成环状狭窄，肠壁僵直，黏膜破坏消失。

3. 溃疡型 多为深而不规则的溃疡，深达肌层，形成大而不规则龛影，可见尖角征，龛影周围常有充盈缺损和狭窄，肠壁僵硬，结肠袋消失，黏膜皱襞破坏。

（七）胃肠道穿孔

X线主要征象为膈下游离气体，表现为双侧膈下线条状或新月状透光影。

（八）肠梗阻

典型X线表现为梗阻上段肠管扩张、积气、积液。肠内有多条气液平面，长短不一，高低不等，如阶梯状（图6－46）。

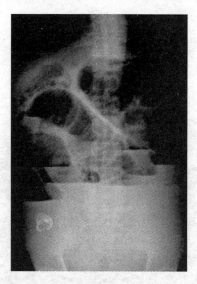

图6-46 肠梗阻

巩固与练习

1. 患者，男，60岁。酒精性肝硬化病史，消化道造影可见整段食管黏膜明显增粗，可见大小不等的充盈缺损，呈虫蚀样改变，应考虑的诊断为（　　）

  A. 反流性食管炎　　　B. 增生型食管癌　　　C. 静脉曲张

  D. 食管憩室　　　　　E. 浸润型食管癌

2. 食管癌描述错误的是（　　）

  A. 管腔都狭窄　　　　　　　B. 增生型主要看到充盈缺损

  C. 溃疡型可见到龛影　　　　D. 管壁僵直

  E. 可以有蠕动

3. 胃溃疡的表现不包括的是（　　）

  A. 可见龛影　　　　　B. 可见充盈缺损　　　C. 有激惹征

  D. 周围有水肿　　　　E. 黏膜纠集

4. 患者血性腹泻，钡灌肠所示：直肠、乙状结肠较细，结肠袋消失，边缘可见多数毛刺状突出，应考虑的诊断是（　　）

  A. 溃疡性结肠炎　　　B. 溃疡型结肠癌　　　C. 增生型结肠癌

D. 浸润型结肠癌　　E. 结肠憩室

参考答案

1. C　2. E　3. B　4. A

十一、常见泌尿系统疾病的影像诊断

（一）X 线检查方法

1. 普通检查　卧位腹平片是泌尿系统常用的检查方法。

2. 造影检查

（1）静脉肾盂造影（IVP）　又称排泄性尿路造影。造影剂多用碘海醇，取仰卧位检查，先摄取腹部平片；下腹部应用压迫带，注药后1~2 分钟、15 分钟和 30 分钟分别摄取全腹片（图 6 – 47）。

（2）逆行性尿路造影　将导管插入输尿管内，于透视下缓慢注入对比剂，以使肾盂、肾盏显影，此法常用于排泄性尿路造影显影不佳者。

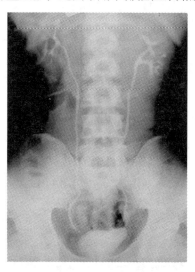

图 6 – 47　静脉肾盂造影

（二）正常泌尿系统的 X 线影像学表现

1. 腹部平片　于脊柱两侧可观察到双肾轮廓。一般右肾略低于左肾。侧位片上，肾影与腰椎重叠。

2. 造影检查

（1）排泄性尿路造影

①肾脏　肾实质显影均匀，两肾显影一致。

②肾盏和肾盂　肾盏包括肾小盏和肾大盏。肾小盏分体部和穹隆部，呈杯口状凹陷。肾大盏呈长管状，由数个肾小盏相连；峡部或颈部为长管状；基底部与肾盂相连处。

③输尿管　全长约 25～30cm，分为腹段、盆段和壁内段 3 段。输尿管有 3 个生理性狭窄区，即与肾盂连接处、越过骨盆缘（与髂血管相交处）和进入膀胱处。

④膀胱　位于耻骨联合上方，边缘光滑整齐。

⑤尿道　男性尿道分前、后两部，前尿道较宽，自外而内分舟状窝、海绵体部（为最长部分）与球部（为尿道最宽部）。

（2）逆行性尿路造影　逆行性尿路造影不能显示肾实质。

（三）常见泌尿系统疾病的影像诊断

1. 泌尿系结石　约 90% 为阳性结石，少数为阴性结石。

（1）肾结石　平片检查，为单侧或双侧性圆形、卵圆形、桑椹状或鹿角状高密度影，可均匀一致（图 6-48）。

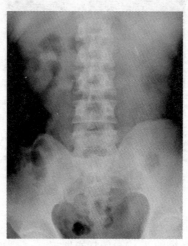

图 6-48　双肾结石

（2）输尿管结石　易停留在生理性狭窄处。X线平片和CT检查均表现为输尿管走行区内约米粒大小的致密影，CT检查还可发现结石上方扩张的输尿管和肾盂（图6-49）。

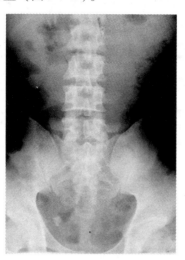

图6-49　右侧输尿管膀胱入口处结石

（3）膀胱结石　多为阳性结石，表现为耻骨联合上方圆形、椭圆形致密影，可随体位改变位置。CT检查结石为膀胱腔内致密影。

2. 泌尿系统结核

（1）肾结核　X线表现可无异常发现，有时显示肾区云絮状钙化，甚至全肾钙化（图6-50）。

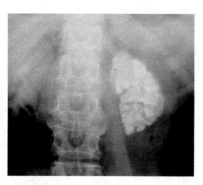

图6-50　左肾结核（左肾钙化、肾自截）

（2）输尿管结核　X 线表现平片检查多无价值，偶可发现输尿管钙化。

（3）膀胱结核　X 线表现早期显示输尿管口部膀胱壁不规则、变形，病变累及全部黏膜时整个膀胱内缘不规整；晚期发生膀胱挛缩，体积变小，边缘呈锯齿状改变。

巩固与练习

1. 检查方式属于排泄性检查的是（　　　）

A. 逆行性尿路造影　　B. 子宫输卵管造影　　C. 上消化道造影

D. 静脉肾盂造影　　　E. MRU

参考答案

1. D

十二、骨与关节基本病变及常见病的 X 线表现

（一）骨骼基本病变的 X 线表现

表 6 - 27　骨骼基本病变的 X 线表现

病　变	X 线表现
骨质疏松	指单位体积内正常钙化组织减少，常为有机质和无机质同时减少。X 线表现为骨质密度减低，骨小梁变稀疏，网状结构空隙增大，骨皮质变薄
骨质软化	指单位体积内骨组织有机成分正常，无机质减少，使骨骼的硬度减小而发生软化。主要见于佝偻病、骨软化症等。X 线表现为骨密度减低、骨小梁稀疏，长骨往往弯曲、变形，椎体呈双凹变形
骨质破坏	可因局部骨质为病理组织替代而造成骨质消失。X 线表现为局部骨密度减低，骨皮质缺损，骨小梁模糊、消失，病变区模糊不清
骨质增生硬化	指单位体积内骨量增多。X 线表现为骨质密度增高或伴有骨骼增大
骨膜增生	又称骨膜反应。X 线表现为骨骼增粗或有不规则的隆起。骨膜改变呈多样性，有平行型、葱皮型、垂直型、日光型和花边型等
骨内或软骨钙化	软骨类肿瘤可出现肿瘤软骨内钙化；少数关节软骨或椎间盘纤维软骨退行性变可出现软骨钙化。X 线表现为颗粒状或小环状无结构的致密影
骨质坏死	指骨组织局部代谢停止，坏死的骨质为死骨。原因主要是血液供应中断。X 线表现为骨质局限性密度增高，呈游离的条状或颗粒样致密阴影

续表

病　变	X线表现
矿物质沉积	铅、磷、铋等矿物质进入体内，大量沉积骨内。X线表现为多条横行相互平行的致密影
骨骼变形	多与骨骼大小改变并存，可累及多骨或全身骨骼，如巨症、骨软化症和成骨不全等
周围软组织病变	外伤和感染，X线表现为软组织肿胀，密度增高，正常软组织模糊不清

（二）关节病变的基本 X 线表现

表6-28　关节病变的 X 线表现

病　变	X线表现
关节肿胀	关节腔积液、关节囊及其周围软组织充血、水肿、出血和炎症所致。X线表现为关节周围软组织肿胀，密度增高，软组织层次变模糊。大量积液可见关节间隙增宽
关节破坏	关节软骨及其下方的骨性关节面为病理组织所侵犯。X线表现为当累及关节软骨时，仅见关节间隙变窄；累及骨质时，则出现骨质破坏和缺损，关节破坏是诊断关节疾病的重要依据
关节退行性变	早期改变开始于软骨，X线表现为骨性关节面模糊、中断、消失；关节间隙狭窄，软骨下囊变，关节面边缘骨赘形成，多见于老年人
关节强直	分骨性强直和纤维性强直两种。骨性强直是指关节骨端由骨组织连接，X线表现为关节间隙变窄、消失，有骨小梁通过关节。纤维性强直 X 线检查仍可见关节间隙，无骨小梁贯穿
关节脱位	组成关节的骨骼脱离、错位。分完全脱位和半脱位。外伤性关节脱位较多，也有先天性、病理性

（三）常见骨关节疾病的影像诊断

1. 骨折　骨结构的完整性遭到破坏，称为骨折。

（1）长骨骨折　X线示骨骼发生断裂，骨的连续性中断。骨骺分离也属于骨折。骨皮质的连续性中断，骨小梁断裂和歪曲，在骨断裂处可见到边缘光滑锐利的线状透亮阴影，称为骨折线。包括嵌入性、压缩性、撕脱性、青枝性和粉碎性骨折等。

①骨折的对位与对线关系　对位是指骨折端向内、向外、向前、向后移位情况。对线不良是指两断端有成角。

②骨折的愈合　基本过程是先形成纤维（肉芽组织）连接，在肉芽组织上产生新骨，再形成骨性连接（骨痂形成）并固定，最后还要塑骨。

③骨折的并发症　骨折不愈合、骨折畸形愈合、外伤后骨质疏松、骨关节感染、骨缺血性坏死、关节强直、关节退行性变、骨化性肌炎。

（2）脊柱骨折

①X 线表现　椎体压缩呈楔形变。不见骨折线，可见横行不规则致密影。有时可见分离的骨碎片（图 6-51）。

②CT 表现　CT 可以显示脊椎骨折、骨折碎片移位、椎管狭窄以及椎管内骨碎片、椎管内血肿等（图 6-52）。

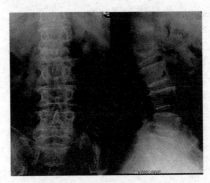

图 6-51　腰—椎体压缩骨折

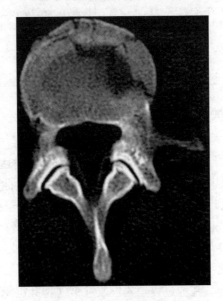

图 6-52　腰椎压缩骨折

2. 椎间盘突出

（1）X 线表现　多无特异性，可提示诊断：椎间隙变窄；椎体缘增生肥大、骨桥形成；脊柱生理曲度异常。

椎间盘疝可分为 3 型：纤维环型膨出、髓核突出和髓核膨出。

（2）CT 表现

①椎间盘后缘变形、局限突出。

②硬膜外脂肪移位、消失，硬膜外间隙不对称。

③硬膜外间隙中有软组织块样影。

④硬膜囊受压移位。

⑤神经根鞘受压移位。

⑥椎间盘疝可有钙化，椎间盘可见"含气现象"。

3. 化脓性骨髓炎

（1）急性化脓性骨髓炎

①X 线表现　软组织肿胀：急性骨髓炎发病 7～10 天内，骨质改变不明显，首先出现软组织肿胀，表现为肌肉间隙模糊、消失，皮下组织与肌肉分界不清。骨骼改变：干骺端松质骨内出现局限性骨质疏松。继而骨小梁模糊、消失，形成多个不规则斑点状低密度影，边缘模糊。低密度影可见逐渐增大、部分融合，向骨干发展，可累及整个骨干。同时在其周围出现高密度影（骨质增生）。骨膜增生：骨皮质周围可见骨膜增生，表现为与骨干平行的新生骨，骨膜增生形成包壳样高密度影。部分可见死骨形成（图6–53）。

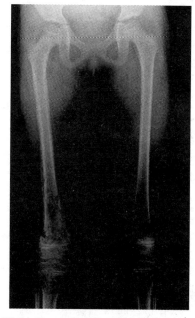

图 6－53　右股骨中下段急性化脓性骨髓炎（与 CT 为同一病例）

②CT 表现　很好地显示急性化脓性骨髓炎的软组织肿胀、骨质破坏、小死骨等（图 6 - 54）。

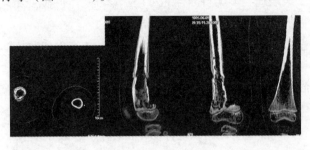

图 6 - 54　右股骨中下段急性化脓性骨髓炎＋三维重建（与图 6 - 53 为同一患者）

③MRI 表现　急性化脓性骨髓炎的髓腔侵犯和软组织感染范围显示方面，MRI 明显优于 X 线和 CT。

（2）慢性化脓性骨髓炎　X 线可见到明显的修复、增生，部分可见骨质破坏、死骨。

4. 良性骨肿瘤

（1）骨软骨瘤　又称外生骨疣，是最常见的良性骨肿瘤之一。好发于长骨干骺端（图 6 - 55）。

①部位　长骨干骺端向外突出的骨质阴影。

②基底　宽阔的基底与骨体相连。

③瘤体　有一细长的瘤体，其内含有松质骨、密质骨，也可混合存在。

④软骨帽　顶部有软骨覆盖，如不钙化则不显影。

⑤软骨帽钙化　呈不规则斑片状影。

（2）良性骨巨细胞瘤　长骨干骺端 X 线可见不规则骨性间隔的多房性低密度影，呈肥皂泡样改变。

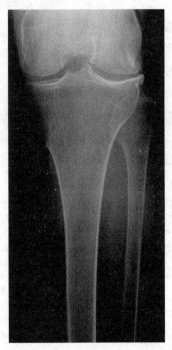

图 6 - 55　右胫骨内侧骨软骨瘤

5. 原发性恶性骨肉瘤 多见于 15～25 岁，男性较多。好发于长骨干骺端。

（1）骨质破坏 为 3 种表现类型。

①溶骨型 溶骨性破坏，边缘模糊的低密度影，其内不见骨组织，周围软组织内可见斑片状包壳骨影。

②成骨型 可见无结构的斑片状或大片状致密骨影，有典型的瘤骨：象牙质、云絮样等。

③混合型 兼有溶骨型和成骨型，以一种为主。

（2）骨膜变化 可见典型的骨膜三角（袖口征）。

（3）局部软组织肿块 肿瘤迅速侵犯软组织，形成软组织肿块（图 6-56）。

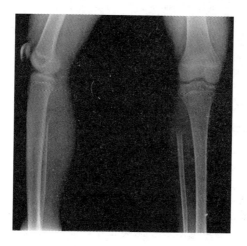

图 6-56 腓骨溶骨性骨肉瘤

6. 转移性骨肿瘤

（1）X 线表现 为溶骨型、成骨型及混合型，以溶骨型较多，易发生病理骨折。

（2）CT 表现 CT 显示较 X 线平片敏感，能清楚显示局部软组织肿块范围、大小及与邻近脏器的关系。

巩固与练习

1. 下列各项，不是骨骼基本病变表现的是（　　）
   A. 关节肿胀　　　　　B. 骨质增生　　　　　C. 骨质破坏
   D. 骨质坏死　　　　　E. 骨骼变形

2. 下列各项，不属于关节病变的是（　　）
   A. 关节肿胀　　　　　B. 关于脱位　　　　　C. 关节强直
   D. 骨质坏死　　　　　E. 关节退行性变

3. 椎间盘突出描述错误的是（　　）
   A. 椎间盘后缘变形、突出　　　B. 硬膜外脂肪移位、消失
   C. 硬膜囊受压　　　　　　　　D. 椎间盘疝可有钙化
   E. 椎间隙都变窄

4. 骨软骨瘤描述错误的是（　　）
   A. 有宽的基底　　　　　　　　B. 有瘤体
   C. 瘤体是由密质骨组成　　　　D. 有软骨帽
   E. 软骨帽不钙化不显影

5. 关于骨肉瘤一般描述错误的是（　　）
   A. 好发于长骨的干骺端
   B. 在股骨远端、胫骨近端、肱骨近端多见
   C. 多见于 15~25 岁青少年
   D. 均为溶骨性破坏
   E. 疼痛、肿块是最常见的临床症状

参考答案

1. A　2. D　3. E　4. C　5. D

十三、常见中枢神经系统疾病的影像诊断

（一）脑瘤

较常见有胶质瘤、脑膜瘤、垂体瘤、颅咽管瘤、松果体瘤、听神经瘤和转移瘤等，影像检查主要在于确定肿瘤有无，并作出定位、定性诊

断。CT、MRI 检查在其诊断方面有极其重要的价值。

（二）颅脑外伤

1. 脑挫裂伤 脑挫伤是指外伤引起的脑皮质及其深层的散发小出血、脑水肿和脑肿胀；脑裂伤是指脑与软脑膜血管的断裂，二者常合并存在，故称为脑挫裂伤。

（1）CT 表现 局部脑水肿表现为低密度区，散在小出血灶则表现为斑点状高密度区，常伴有占位效应。有的表现为广泛性脑水肿或脑内血肿。

（2）MRI 表现 脑水肿 T_1WI 呈等或稍低信号，T_2WI 呈高信号；脑血肿 T_1WI 和 T_2WI 均呈高信号。

2. 颅内出血 硬膜外血肿、硬膜下血肿、脑内血肿和混合性血肿等。

（1）硬膜外血肿 血液积存在颅骨内板与硬膜之间脑膜血管，特别是脑膜中动脉破裂是最常见的出血源。CT 表现为颅骨内板下见局限性梭形或半圆形高密度灶，多位于骨折附近，密度均匀一致。

（2）硬膜下血肿 血液多位于硬膜与蛛网膜之间，硬膜下血肿多由桥静脉或静脉窦损伤出血所致，出血较多，沿脑表面广泛分布。CT上，急性期见颅板下新月形或半月形高密度影，范围较广，可伴有脑挫裂伤、脑内出血、脑水肿，占位效应较明显。亚急性硬膜下血肿，颅板下呈稍高或混杂密度灶，慢性硬膜下血肿颅板下多为新月状低密度影（图 6-57）。MRI 上常呈高信号，显示清楚。

（3）脑内血肿 脑内血肿多发在髓质内，多因受力点或对冲伤使脑血管破裂，以额颞叶多见，高血压性脑出血好发于基底节和丘脑区。CT 检查呈边界清楚的类圆形高密度灶，边缘清晰，周围有低密度水肿，有占位效应。

（4）混合性血肿 指一个部位同时有硬膜外、硬膜下或脑内血肿，多见于外伤较严重，预后较差。

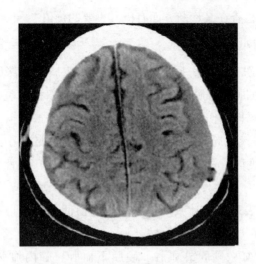

图 6 - 57 左侧硬膜下出血

(三)脑血管病

1. 脑出血 以高血压性脑出血最常见，最具代表性。基底节、丘脑、脑桥和小脑为其好发部分（图 6 - 58、图 6 - 59）。

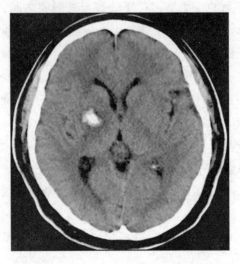

图 6 - 58 右基底节区脑出血

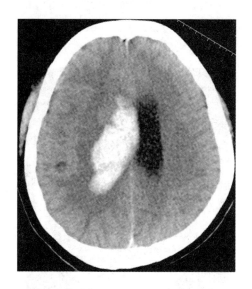

图 6-59 脑出血破入脑室

（1）CT 表现

①血肿形成期 新鲜血肿表现为均匀的高密度影，边界清晰，呈圆形、卵圆形或不规则形，CT 值约为 50~80Hu，血肿周围常有低密度水肿带，出血后 3~4 小时，血肿密度达高峰，CT 值可达 90Hu，有明显占位效应，邻近脑室受压、变形。

②血肿吸收期 出血 1 周后，高密度病灶向心性缩小，边缘变模糊，周围低密度水肿带增宽，血肿密度稍减低。有占位效应，2~3 周占位效应较显著。随血肿吸收占位效应渐减轻，4~5 周后消失。占位效应的改变与初期血肿大小有关。

③血肿囊变期 约 2 个月后，高密度血肿逐渐消失。形成脑脊液密度的影像。其边缘清晰、锐利，邻近出现局部脑萎缩，如脑室扩大、脑池、脑沟增宽等。小的血肿仅遗留较少瘢痕组织，CT 不能查出。

（2）MRI 表现 急性期血肿 T_1WI 呈等信号，T_2WI 呈稍低信号，显示不如 CT 清楚；亚急性和慢性期血肿 T_1WI 和 T_2WI 均表现为高信号，周边可见含铁血黄素沉积所致低信号，此期 MRI 探测比 CT 敏感。

2. 脑梗死 是指急性脑血管闭塞引起的脑组织缺血性坏死，分为缺血性、出血性、腔隙性脑梗死。

（1）缺血性梗死　CT 表现据其病理演变过程，我们将其分为 4 期（图 6 – 60）。

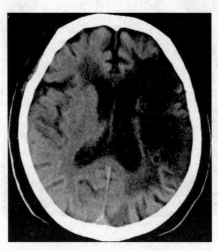

图 6 – 60　左侧大脑半球脑梗死

①梗死潜伏期　发病后 0 ~ 8 小时，脑组织缺血、缺氧，细胞内出现水肿，CT 检查可无阳性发现，或偶见灰白质交界线模糊。发病在 3 小时之内为绝对潜伏期，应在 24 ~ 48 小时内复查或行 MRI 检查。

②水肿坏死期　发病 8 ~ 24 小时，脑细胞开始坏死，部分出现略低密度区，边界不清。邻近的脑组织有轻微占位征象，表现为脑池、脑裂和脑沟变窄或消失。1 ~ 7 天脑细胞坏死，细胞内水肿达到高峰。

③分解吸收期　2 ~ 4 周坏死区密度反而较前稍增高（部分显示不明显），甚至可出现等密度。

④瘢痕形成期　在 4 ~ 10 周，梗死的边界逐渐清楚。占位征象逐渐消失，邻近的脑组织出现局部脑萎缩，脑室、脑沟扩大增宽，为脑梗死的后遗状态，小的梗死灶仅遗留较少瘢痕组织，CT 检查不能查出，脑室扩大在 1 个月左右出现。

（2）出血性梗死　CT 表现为低密度梗死区内混杂有不规则的高密度斑点影，占位效应较明显。

（3）腔隙性梗死　中老年人常见，是位于大脑半球深部和脑干的缺血性脑梗死，为大脑动脉深穿支闭塞所致。好发于基底节、丘脑、小脑和脑干，占位效应不明显。腔隙性脑梗死的 CT 表现有时间性（图 6 - 61）。

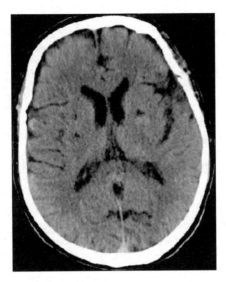

图 6 - 61　双基底节区腔隙性脑梗死

MRI 检查对脑梗死灶发现早、敏感性高，对丘脑、小脑和脑干的腔隙性梗死灶十分敏感。

巩固与练习

1. 小脑不包括(　　)

   A. 小脑半球　　　　　B. 上蚓　　　　　C. 下蚓

   D. 四叠体　　　　　　E. 小脑扁桃体

2. 颅内最常见的肿瘤是(　　)

   A. 胶质细胞瘤　　　　B. 髓母细胞瘤　　　C. 脑膜瘤

   D. 松果体瘤　　　　　E. 生殖细胞瘤

3. 脑挫裂伤描述错误的是(　　)

   A. 低密度水肿区出现斑片状高密度出血灶

   B. 明显占位效应

   C. 病变局部脑池脑沟变小、消失

D. 可发生在白质或灰质，不能同时受累

E. 可伴有蛛网膜下腔出血

4. 脑梗死的分布是按照(　　)

A. 脑实质　　　　　B. 脑白质　　　　　C. 脑叶

D. 脑沟　　　　　　E. 脑血管分布区

1. D　2. A　3. D　4. E

第三节　放射性核素诊断

【考点重点点拨】

1. 甲状腺吸^{131}碘功能测定及肾图分析的临床意义

2. 血清总甲状腺素（TT_4）、三碘甲状腺原氨酸（TT_3）、游离 T_3、游离 T_4、促甲状腺激素测定的临床意义

一、甲状腺吸^{131}碘功能测定的正常值及肾图分析的临床意义

（一）甲状腺吸^{131}碘功能测定的临床意义

1. 原理　碘是甲状腺合成甲状腺素的主要原料，甲状腺有摄取、浓聚碘的能力，放射性^{131}碘具有与普通碘相同的生物化学性质，可以被甲状腺摄取。利用放射性^{131}碘发出 γ 射线的特性，使用甲状腺仪测量甲状腺不同时间的放射性，反映甲状腺的功能状态。

2. 正常参考值　第三小时为 5.5% ~ 25.9%，第六小时为 11% ~ 36%，第二十四小时为 17.9% ~ 51%，吸碘率随时间逐渐增高，正常高峰出现在第 24 小时。

3. 临床意义

（1）甲状腺功能亢进症　各时相吸碘率均明显增高，吸碘高峰前移，对未经治疗的甲状腺功能亢进初发患者，诊断符合率达 90%

以上。

（2）甲状腺功能减退症　各时相吸碘率均低于正常值下限，高峰可延迟至 48 小时出现，诊断符合率达 80% 左右。

（3）甲状腺其他疾病　桥本病早期吸碘正常或偏高，晚期明显低于正常。地方性甲状腺肿，各时相吸碘率均高于正常值，高峰仍在第 24 小时。

（二）肾图分析的临床意义

1. 正常肾图及意义

（1）示踪剂出现段（a 段）　静脉注射邻[131]碘马尿酸后 10 秒左右即出现，主要代表肾外血管床的放射性（60%），肾小管上皮细胞的摄取占 30%，肾血管床的放射性占 10%。

（2）聚集段（b 段）　a 段之后曲线呈持续缓慢上升，2~4 分钟到达高峰，上升高度与肾血流量和肾小管上皮细胞的分泌功能有关，可作为肾有效血容量的判断指标。

（3）排出段（c 段）　曲线下降部分，斜率反映示踪剂随尿液离肾下行速率及尿路通畅情况。

2. 异常肾图

表 6-29　异常肾图表

类型	a 段	b 段	c 段	特　点	临床意义
功能受损型	降低	缓慢上升	缓慢下降	峰值 >5 分钟，$c_{1/2}$ >8 分钟，受损严重时看不到明显的 b 段和 c 段，呈低水平线	尿路轻度不畅
无功能型	明显降低	看不到		a 段之后曲线缓慢下降	肾缺如、肾萎缩
排出不良型		上升正常或缓慢	下降缓慢延迟	呈不对称性抛物线，$c_{1/2}$ >8 分钟，甚至更长	肾输尿管结石、前列腺肥大等引起的尿路梗阻

各类异常肾图的临床意义有一定交叉，必须结合临床症状和体征进行分析，必要时做鉴别诊断。

二、血清总甲状腺素（TT_4）、三碘甲状腺原氨酸（TT_3）、游离T_3、游离T_4、促甲状腺激素测定的临床意义

1. 血清总甲状腺素（TT_4）测定的临床意义　甲状腺功能测定的基本方法，对甲状腺功能亢进及甲状腺功能减退的诊断符合率达96%以上。

2. 三碘甲状腺原氨酸（TT_3）测定的临床意义　是诊断甲状腺疾病的重要项目，也是甲状腺功能亢进的灵敏指标，缺碘性地方甲状腺肿，血清TT_3升高，维持甲状腺功能；长期营养不良及肝硬化等TT_3降低；甲状腺功能亢进症前期及治疗后复发者，TT_3较TT_4敏感。

3. 游离T_3（FT_3）、游离T_4（FT_4）测定的临床意义　诊断甲状腺的灵敏指标，早期及复发先兆甲状腺功能亢进症时，FT_3升高早于FT_4。FT_3在甲状腺功能减退症的诊断价值不及FT_4。

4. 促甲状腺激素（TSH）测定的临床意义　测定甲状腺功能体外实验的首选项目，甲状腺功能亢进时TSH降低，甲状腺功能减退时TSH增高。TSH升高，T_3、T_4正常，为亚临床甲减；TSH降低，T_3、T_4正常，为亚临床甲亢。

第七章 病历与诊断方法

【考点重点点拨】

1. 病历书写的格式与内容
2. 诊断内容

一、病历书写格式与内容

（一）门诊病历内容

1. 主诉 扼要记录促使患者来诊的主要症状及病程。

2. 简要病史 确切扼要记述现病史，主病多项、复杂者酌予分段，次要病、他科病及重要的过去史、伤残及家族史可扼要记录。

3. 体检 全面、重点记录阳性体征及有关的阴性体征。

4. 辅助检查 分行列举各项检查的结果及意见。

5. 初步诊断或诊断

6. 处理措施 分行列举药名、剂量、用法及拟作各项检验、检查项目，生活注意事项，休息方式及日期；必要时记录预约下次门诊日期及随访要求等。

7. 处方记录 应明确记载药名、剂量、用法及所给总量。

8. 签名 写在右边，须清晰易辨。

（二）住院病历内容与格式

1. 住院病历

住 院 病 历

　　　　　　　　　　姓名＿＿＿＿＿＿＿＿＿＿＿第　页　病案号

姓名：	出生地：
性别：	常住地址：
年龄：	单位：
民族：	入院时间：　　年　月　日　时
婚况：	病史采集时间：　　年　月　日　时
职业：	病史陈述者：

发病节气：

　　主诉：简要叙述患者就诊时最突出的症状和时限，不可以诊断代替症状，如有1个以上的主要症状应按出现的先后列出。

　　现病史：根据主诉的初步分析，深入系统而全面地询问疾病发生、发展及诊疗过程，自此次患病出现第一个症状开始至就诊为止一段时间，按时间先后顺序询问和记录。现病史与主诉时间必须相符。

　　（1）起病情况：包括起病时的环境及具体时间，发病急缓、原因或诱因。
　　（2）主要症状：包括主要症状的部位、性质、持续时间及程度。
　　（3）病情的发展与演变：包括起病后病情呈持续性还是间歇性发作，是进行性加重还是逐渐好转或缓解，以及加重的因素。
　　（4）伴随症状：包括伴随症状出现的时间、特点及演变过程。
　　（5）诊疗过程：包括发病后治疗的主要经过、做过何种检查、检查结果、症状名称、手术方式；用药的名称、剂量、用法、时间及药效反应；经治医疗机构、科室名称等。
　　（6）一般情况：包括发病后的精神与体力状态、体重、饮食、大小便等变化，对有鉴别诊断意义的阴性表现也应列出。

　　既往史：对患者过去的健康状态及首患疾病，尤其是与本次疾病诊疗有密切关系的病史应详细询问，并按时间的先后顺序记录。

　　感染性疾病史：有无肝炎、结核、伤寒、麻疹、猩红热、血吸虫、疟疾、登革热、莱姆病等疾病及接触史。

　　营养及新陈代谢疾病：体重变化情况，有无营养障碍、多饮、多食、多汗，有无消瘦史。有无血脂异常情况。

　　内分泌系统：有无发育畸形、性功能改变、第二性征变化及性格有无改变，有无闭经泌乳、肥胖等病史。

　　循环系统：有无心慌、胸闷、心前区压痛、头晕及晕厥病史，有无高血压史。

　　呼吸系统：有无慢性咳嗽、喘息、咳痰、咯血、胸痛、发热、盗汗史。

　　消化系统：有无食欲不振、反酸、嗳气、吞咽困难、呕吐、腹痛、腹胀、腹泻及黑便史。

续表

泌尿系统：有无尿急、尿频、尿痛、血尿、夜尿增多及颜面浮肿史。

血液系统：有无苍白、乏力、皮下淤血及出血点、鼻衄史。

免疫系统：季节性喘促、过敏史，是否经常出现过敏性皮疹、荨麻疹。

骨骼及肌肉系统：有无关节及肌肉红、肿、热、痛和活动障碍史。

神经系统：有无意识障碍、肢体痉挛、感觉异常及运动异常史。

精神系统：是否经常出现失眠、紧张、多虑、不悦、恐惧、压抑。

外伤及过敏史：有无手术及外伤史，有无食物及药物过敏史。

药物过敏史：应当记录引起过敏的药物名称、用法、过敏的表现形式、治疗方式等。

输血史：记录输血原因、量、次数等。

预防接种史：

个人史：
（1）患者的出生地及经历地区，特别要注意自然疫源地及地方病流行区。
（2）居住环境和条件。
（3）生活及饮食习惯，烟酒嗜好程度，性格特点。
（4）过去及目前的职业及其工作情况，粉尘、毒物、放射性物质、传染病接触史等。
（5）其他重要个人史。

婚育史：记录结婚年龄，配偶的健康状况，如已死亡应述明死亡原因及时间。

女性患者要记录经带胎产情况。
（1）月经史记录格式为：

初潮年龄 $\dfrac{\text{行经期（天）}}{\text{月经周期（天）}}$ 末次月经时间（或绝经年龄）

（2）生育史：应包括妊娠次数、生产次数及生产情况（包括流产、引产），避孕药的使用情况及绝育手术等。

家族史：记录直系亲属和与患者本人生活密切相关的亲属健康状况。病故者应写明死亡年龄及死亡原因。家族中有无类似患者，注意家族中有无肿瘤、高血压病、心脏病、糖尿病、精神障碍及遗传性疾病等病史，应详细询问记录。不允许只写"无特殊记载"。

体 格 检 查

T： ℃，P： 次/分，R： 次/分，BP： / mmHg

一般情况：发育（正常、不正常）与体型（匀称型、矮胖型、瘦长型），营养状态（良好、中等、不良），意识状态（清醒、模糊、谵妄、嗜睡、昏睡、昏迷），面容与表情（急性、慢性、贫血、肝病、肾病、甲亢、病危、满月等），望神、望色、体位（自动、被动、强迫、辗转），步态（走路时的频率、节律、方式和姿态）。望形、望态、面容与表情，神志，能否配合查体。小儿指纹。听声音，闻气味。

皮肤黏膜：弹性、颜色（潮红、苍白、发绀、黄疸、色素沉着、色素脱失）；湿度与出汗；皮疹（斑疹、玫瑰疹、丘疹、斑丘疹、荨麻疹）；皮下出血（淤点、紫癜、淤斑、血肿）、蜘蛛痣；皮下结节（大小、硬度、部位、活动度、有无压痛）、皮下气肿、溃疡及瘢痕，并明确记述其部位、大小及形态；毛发。

淋巴结：全身或局部浅表淋巴结（耳前、耳后、乳突区、枕骨下、颌下、颏下、颈后三角、颈前三角、锁骨上窝、腋窝、滑车上、腹股沟部及腘窝）数目、大小、质地、移动度、表面是否光滑，有无红肿、压痛和波动，是否有瘢痕、溃疡和瘘管等。

头颅五官：头发（颜色、色泽、疏密度、有无脱发、脱发的类型）、头颅大小、形态、压痛、肿块。

眼：眉毛、睫毛、眼睑（水肿、运动、下垂、闭合不全、睑内翻），眼球（凸出、凹陷、运动、震颤、斜视），结膜（充血、水肿、苍白、出血、滤泡），巩膜（黄染）、角膜（混浊、瘢痕、反射），瞳孔（大小、形态、对称，对光及调节反应）。

耳：耳廓、中耳、听力、分泌物、乳突压痛。

鼻：外形、鼻翼扇动、畸形、阻塞、鼻窦压痛、分泌物、出血。

口腔：口唇（颜色、疱疹、皲裂、溃疡）、气味、牙、牙龈、舌体、舌质、舌苔、口腔黏膜、扁桃体（大小、充血、分泌物、假膜）、咽（色泽、分泌物、反射）、喉（发音）。

颈部：对称、强直、颈静脉怒张、颈动脉异常搏动、气管位置、甲状腺（大小、是否对称、硬度、有无压痛、是否光滑、有无结节、震颤和血管杂音）。

胸部：胸廓（对称、畸形、局部隆起、弹性、压痛），呼吸（频率、节律、深度），胸壁（静脉、皮下气肿、压痛、肋间隙回缩或膨隆），乳房（大小、对称、外表、乳头状态、有无溢液，肿块的部位、大小、外形、硬度、压痛及活动等）。

肺部：
（1）望：呼吸类型、呼吸频率、深度及节律、运动（两侧对比）、肋间隙增宽或变窄。
（2）触：语颤、胸膜摩擦感、皮下捻发感。
（3）叩：叩诊音（清音、浊音、实音、鼓音、过清音、空瓮音、破壶音、浊鼓音），肺上界、肺下界移动度。
（4）听：呼吸音（性质、强弱、异常呼吸音），病理性肺泡呼吸音、病理性支气管呼吸音、病理性支气管肺泡呼吸音，干啰音（鼾音、哨笛音），湿啰音，听觉语音，胸膜摩擦音，语音传导。

心脏：
（1）望：心前区隆起、心尖搏动或心脏搏动位置、范围及强度、负性心尖搏动。
（2）触：心尖搏动的性质及位置、范围、节律、频率及强度、震颤（部位、期间，如舒张期、收缩期），心包摩擦感。
（3）叩：心脏左右浊音界，并注明锁骨中线至正中线的距离。

右（cm）	肋间	左（cm）
	II	
	III	
	IV	
MCL =	V	（cm）

（4）听：心率（快、缓）、心律（不齐、绝对不齐、早搏）、心音（强度、第三心音、第四心音、心音分裂、额外心音、开瓣音）、心包摩擦音、人工瓣替换术后异常音等，杂音（舒张期、收缩期），杂音应记录出现的时期、最响部位、性质、传导方向、强度和杂音与呼吸体位的关系等。

续表

血管：

（1）望：手背浅静脉充盈情况、肝–颈静脉反流征、毛细血管搏动征。

（2）触：脉象，桡动脉的频率、节律（规则、不规则、脉搏短促），有无奇脉，左右桡动脉搏动的比较，动脉壁的性质、紧张度、硬度。

（3）听：枪击音与杜氏双重杂音、血管杂音，周围血管征。

腹部：

（1）望：外形（腹平、膨隆、凹陷、瘢痕）、呼吸运动、腹壁静脉（怒张、曲张）、腹壁皮肤（皮疹、腹纹）、脐的状态、疝、蠕动波、上腹部搏动。

（2）触：腹壁紧张度、喜按、拒按、压痛、反跳痛、液波震颤、腹部肿块（部位、大小、表面形态、边缘、硬度、压痛、移动度）。

①肝脏：大小（测定右锁骨中线上肋弓前缘至肝下缘的距离或前正中线上剑突至肝下缘的距离）、质地（质软、质韧、质硬）、表面形态及边缘、压痛、搏动、肝区摩擦感。

②胆囊：大小、形态、压痛、墨菲征、库瓦西耶征。

③脾脏：大小（以左肋缘下用厘米表示，巨脾可以画图表示）、质地、表面形态、有无压痛及摩擦感。

④肾脏：大小、形状、质地、表面状态、敏感性和移动度。

⑤输尿管：压痛点（季肋点、上输尿管、中输尿管、肋脊点、肋腰点）；膀胱、胰脏触诊；麦氏点压痛；腹部包块（部位、大小、形态、质地、压痛、搏动、移动度及与邻近器官的关系）。

（3）叩：肝浊音界（上、下界）、肝区叩击痛、胃泡鼓音区、脾脏叩击痛、肾脏叩击痛、膀胱叩诊、移动性浊音，高度鼓音、Traubes 鼓音区。

（4）听：肠鸣音（正常、增强、减弱或消失）、振水音、血管杂音、摩擦音、搔弹音。

脊柱：侧凸、后凸、活动度、运动等，压痛与叩击痛。

四肢与关节：关节变形（梭形关节、爪形手、膝内翻、膝外翻），形态异常［杵状指（趾）、匙状甲］，静脉曲张、骨折、关节（红肿、疼痛、压痛、积液、脱臼、活动受限、畸形、强直），水肿、肌肉萎缩、肢体瘫痪或肌力与肌张力。指（趾）甲（荣枯、色泽、形状）等。

外生殖器、肛门和直肠：直肠、痔、肛裂、肛瘘、直肠指检，外生殖器（根据病情需要做相应的检查）。

神经系统：

（1）脑神经：嗅神经、视神经（视野、眼底）、动眼神经、滑车神经和展神经、三叉神经、面神经、位听神经、舌咽神经和迷走神经、副神经、舌下神经。十二对颅神经检查。

（2）感觉功能：浅感觉（痛觉、温度觉、触觉）、深感觉（运动感觉、位置感觉、振动感觉）、复合感觉（定位觉、立体觉、两点鉴别觉、图形觉）。

（3）运动功能：随意运动、被动运动、不随意运动。

（4）神经反射：浅反射（角膜反射、腹壁反射、提睾反射）、深反射（肱二头肌反射、肱三头肌反射、桡骨骨膜反射、膝反射及踝反射）、病理反射［巴宾斯基征、奥本海姆征、戈登征、查多克征、贡达征、霍夫曼征、肌阵挛（髌阵挛、踝阵挛）］、脑膜刺激征（颈强直、凯尔尼格征、布鲁津斯基征）、拉塞格征、自主神经功能（眼心反射、卧立位试验、皮肤划痕试验、竖毛反射、心率变异性）等。

专科情况：详细、全面地描述专科疾病的阳性、阴性体征、标志性体征，不得漏项，必要时以图示说明。

续表

辅助检查：
病历摘要：
姓名：　　性别：　　年龄：　　职业：
把病史、体格检查、实验室及其他辅助检查的主要资料摘要综合，提示诊断的依据，使其他医师或会诊医师通过摘要了解基本病情。
辨病辨证依据：汇集四诊资料，运用中医临床辨证思维方法，从病因、病位、病机、病性、标本缓急等，得出中医辨病辨证依据。
西医诊断依据：从病史、症状、体征和实验室检查等几个方面，总结出主要疾病的诊断依据。
中医、西医鉴别诊断：按照西医的诊断依据、中医辨病辨证依据的顺序，写出不少于3种西医、中医疾病或证候的鉴别诊断。
入院诊断： （1）西医诊断：包括主要疾病和其他疾病。 （2）中医诊断： ①疾病诊断：包括主要疾病和其他疾病。 ②证候诊断：包括相兼证候。

住院医师（签名）

2. 入院记录　内容同住院病历，但重点更突出，更简要。

3. 病程记录　病程记录，要求及时、准确、详细，文字清晰简练，重点突出。内容包括日期（监护病房应注明时、分）、生命体征、病情进展、临床诊断治疗决策等。若病情有新变化时应随时加以记载。同时应注意记录中医诊治内容，汇集四诊资料，运用中医辨证思维方法，对住院期间的病情（症状、舌象、脉象、证候、方药等）变化作出分析（更改的依据），并体现理、法、方、药的一致性。病程记录一律按时间、内容、签名顺序书写。

4. 会诊记录　内容包括会诊医师对患者病史、体征的补充，对诊断、进一步检查及诊疗的意见。

5. 转科记录　转科记录是指患者住院期间需要转科时，经转入科室医师会诊并同意接收后，由转出科室和转入科室医师分别书写的记录，包括转出记录和转入记录。转科记录内容包括入院日期、转出或转入日期、患者姓名、性别、年龄、主诉、入院情况、入院诊断、诊疗经过、目前情况、目前诊断、转科目的及注意事项或转入诊疗计划、医师签名等。

6. 出院记录　包括入、出院日期，入院时情况，诊治经过，出院时情况，出院诊断，出院后注意事项，随诊要求等。

7. 死亡记录　包括病历摘要、住院情况、病情转危过程、抢救经过、死亡时间、死亡原因和最后诊断。

二、诊断内容

1. 病因诊断
2. 病理形态诊断
3. 病理生理诊断
4. 疾病的分型与分期
5. 并发症诊断
6. 伴发疾病诊断

第八章 诊断技术

【考点重点点拨】

1. 适应证
2. 禁忌证
3. 操作方法
4. 注意事项

一、腰椎穿刺术

（一）适应证

1. 确诊部分中枢神经系统疾病，如脑炎、脑膜炎、脊髓疾病等。
2. 椎管内注药治疗。
3. 原因不明的昏迷、抽搐。
4. 蛛网膜下腔阻滞麻醉。

（二）禁忌证

1. 颅内占位病变或颅内压明显增高。
2. 穿刺局部软组织感染。
3. 败血症、休克危重病患者，或不能配合者。

（三）术前准备

腰椎穿刺包（内含测压管、2ml 注射器、消毒盘、无菌手套、纱布等），盐酸利多卡因注射液。

（四）操作方法

1. 患者取侧卧位，头颈部及大腿尽力向前胸屈曲，使腰背部向后凸起，椎间隙张开，穿刺点一般取腰 3 ~ 4 椎间隙，也可上移或下移一个椎体，即腰 2 ~ 3 或腰 4 ~ 5 间隙为穿刺点。

2. 常规消毒铺巾，以利多卡因局部麻醉，自穿刺点进针后斜向头侧推进，逐层浸润。

3. 取腰椎穿刺针按上述穿刺点及穿刺方向进针，至有落空感后退针（成人进针深度 4 ~ 7cm，儿童 2 ~ 4cm），慢慢抽出针芯，见有脑脊液流出，将消毒压力计接于针尾测压，然后以无菌试管留取脑脊液（2 ~ 4ml）送检。椎管内注射者，待放出与注入药液等量的脑脊液后，将药缓缓注入。

4. 取样或注药完毕后，立即插入针芯，然后拔针，无菌敷料包扎，嘱去枕平卧 4 ~ 6 小时。

5. 脑脊液检查

检查细胞（红、白、异常细胞）、生化和一些免疫指标，以助诊断。侧卧位腰穿脑脊液正常压力为 70 ~ 180mmH$_2$O，超过或低于正常值，提示颅压增高或低颅压；白细胞数为（0 ~ 8）× 10^6/L，10 × 10^6/L以上即为异常；蛋白质为 0.15 ~ 0.45g/L，中枢神经系统感染、肿瘤、吉兰 – 巴雷综合征均可增高；葡萄糖为 2.5 ~ 4.4mmol/L，氯化物为 120 ~ 130mmol/L，细菌或真菌脑膜炎时常有葡萄糖和氯化物减少。

（五）注意事项

1. 操作过程体位需固定，如患者躁动，可予药物镇静后再行操作。

2. 穿刺时如遇骨质，应改变进针方向，禁止强刺，进针切忌过深，以防刺破椎间盘。数次试穿未成功改换其他椎间隙穿刺。

3. 放脑脊液每次不超过 5 ~ 8ml，颅内压升高者以 1 ~ 2ml 为限。

4. 术中如出现脑疝症状，应立即停止操作，并向椎管内注入生理盐水 10 ~ 20ml，或快速静脉滴注 20% 甘露醇 250ml，如脑疝不能复位，应迅速行脑室穿刺。

5. 术后 12 ~ 24 小时注意观察意识、瞳孔、呼吸、血压、心率及肢体变化等。

巩固与练习

1. 卧位腰椎穿刺，脑脊液压力正常值是（　　）
   A. 50~70mmH$_2$O（0.49~0.69kPa）
   B. 70~180mmH$_2$O（0.69~1.76kPa）
   C. 190~220mmH$_2$O（1.86~2.16kPa）
   D. 230~250mmH$_2$O（2.25~2.45kPa）
   E. 260~280mmH$_2$O（2.55~2.74kPa）

2. 腰椎穿刺的常规部位是（　　）
   A. 第1~2腰椎棘突间隙　　　　B. 第2~3腰椎棘突间隙
   C. 第3~4腰椎棘突间隙　　　　D. 第4~5腰椎棘突间隙
   E. 以上均为常规穿刺部位

3. 腰椎穿刺后术后，患者应去枕平卧（　　）
   A. 1~3小时　　　　B. 2~6小时　　　　C. 3~5小时
   D. 2~4小时　　　　E. 4~6小时

参考答案

1. B　2. C　3. E

二、胸腔穿刺术

（一）适应证

1. 抽液、抽气以减轻压迫。
2. 检查胸腔积液性质，协助诊断。
3. 胸腔内给药。

（二）禁忌证

1. 有出血倾向。
2. 局麻药物过敏。
3. 胸穿部位有炎症、溃疡者。
4. 精神异常不能配合者。

（三）术前准备

胸腔穿刺包 1 个（内含无菌手套、消毒弯盘、5ml 注射器、50ml 注射器等），盐酸利多卡因注射液等。

（四）操作方法

1. 患者面朝椅背坐于靠椅上，双手平置于椅背上，前额伏于前臂上；不能取坐位的患者可取半卧位，患者患侧前臂上举抱于枕部。

2. 如为抽液，穿刺部位取叩诊最浊音处，或结合 B 超定位，一般定位取肩胛下角线第七至九肋间，腋后线第六至八肋间或腋中线第六至七肋间，如为抽气，取锁骨中线第二肋间或腋前线第四至五肋间。

3. 术者戴手套，常规消毒，铺巾，自皮肤至壁层胸膜逐层进行浸润麻醉。

4. 术者先将穿刺针后胶管血止（水止）夹住，然后左手固定局部皮肤，右手持针从麻醉处沿肋骨上缘慢慢刺入，当针尖阻力消失，表示针头已进入胸腔，固定穿刺针，接 50ml 注射器，放开胶管血止（水止），即可抽液或抽气。

5. 术毕拔针，针孔予纱布固定。

（五）注意事项

1. 病变靠近纵隔、心脏、大血管或严重肺气肿、广泛肺大泡者，穿刺要慎重。

2. 穿刺应在下一肋骨上缘进行，以免损伤肋间神经、血管。

3. 放液不宜过多、过快。

4. 术中密切观察病情变化，如出现头晕、心悸、出汗等胸膜反应，应立即停止操作，予皮下注射 0.1% 肾上腺素 0.3～0.5ml 及吸氧等其他对症治疗。

巩固与练习

1. 胸腔穿刺抽液引起急性肺水肿是由于(   )

　　A. 穿刺损伤肺组织

　　B. 抽液过多、过快，胸膜腔内压突然下降

C. 胸膜超敏反应

D. 穿刺损伤肺血管

E. 空气栓塞

2. 有关胸腔穿刺的方法，不正确的是（　　　）

A. 穿刺抽液时，穿刺点取浊音明显处部位，一般取肩胛下角线 7～9 肋间或腋中线 5～6 肋间

B. 穿刺抽气时，穿刺点取患侧锁骨中线第 2 肋间

C. 穿刺时应在肋骨下缘进针

D. 抽液量每次不超过 600ml

E. 抽气量每次可大于 1000ml

3. 下列各项中不是胸腔穿刺术并发症的是（　　　）

A. 血气胸　　　　　B. 胸壁蜂窝织炎　　　　C. 空气栓塞

D. 胸膜反应　　　　E. 心力衰竭

参考答案

1. B　2. C　3. E

三、腹腔穿刺术

（一）适应证

1. 诊断性穿刺，了解腹水性质和病因。

2. 大量腹水有压迫症状者，适当放腹水减压。

3. 腹腔内注射药物。

（二）禁忌证

1. 肝性脑病先兆者。

2. 腹腔内广泛粘连。

3. 包虫病。

4. 腹腔内巨大卵巢囊肿或肿瘤者。

5. 严重肠胀气。

6. 妊娠。

7. 肝性脑病先兆者。

（三）术前准备

腹腔穿刺包 1 个（内含无菌手套、消毒弯盘、5ml 注射器、50ml 注射器、无菌试管等），盐酸利多卡因注射液等。

（四）操作方法

1. 嘱患者穿刺前排空膀胱，以免刺伤膀胱。

2. 患者取坐位、半卧位或卧位均可。

3. 选择适宜的穿刺点

（1）脐与髂前上棘连线中、外 1/3 交点，此处不易损伤腹壁动脉。放腹水时通常选择左侧穿刺点。

（2）侧卧位时选择脐水平线与腋前线延长线交叉处，较为安全，常用于诊断性穿刺。

（3）脐与耻骨联合连线中点上方 1cm，偏左或偏右 1～1.5cm，此部位无重要器官且易愈合。

4. 穿刺部位常规消毒、铺巾，自皮肤至腹膜壁层做局部麻醉。

5. 左手固定穿刺皮肤，右手持针经麻醉处垂直刺入腹壁，待感到针锋抵抗感突然消失时，即可抽取腹水。

6. 抽取完毕后，拔出穿刺针，覆盖消毒纱布，用手压迫片刻，再予胶布固定。大量放液后需以腹带束腹，以防腹压突降、内脏血管扩张引起休克。

（五）注意事项

1. 术中随时询问患者有无不适，如有头晕、恶心、心悸症状显著时，应立即停止穿刺，做适当处理。

2. 放液不可过多、过快，肝硬化者一般一次不超过 300ml。

3. 放腹水时若流出不畅，可将穿刺针稍作移动或稍变动体位。

4. 大量放腹水应选择迷路穿刺，防止漏出。术毕嘱患者平卧，并使穿刺孔位于上方，以防腹水漏出。

5. 放液前后测量腹围及复查腹部体征。

巩固与练习

1. 腹腔穿刺每次放液量不超过( )
   A. 600ml   B. 1000ml   C. 1500ml
   D. 2000ml   E. 3000ml

2. 下列哪些不是腹腔穿刺的禁忌证( )
   A. 严重肠胀气
   B. 妊娠
   C. 大量腹水引起严重胸闷、气促
   D. 因既往手术或炎症腹腔内有广泛粘连者
   E. 有肝性脑病前兆者

3. 腹腔穿刺不可选择的体位是( )
   A. 半坐位   B. 反椅坐位   C. 半卧位
   D. 平卧位   E. 侧卧位

参考答案

1. E   2. C   3. C

四、骨髓穿刺术

（一）适应证

1. 血液系统疾病如血液系统恶性肿瘤、各种贫血、出血性疾病等的诊断及病情判断；

2. 寄生虫病如黑热病、疟疾的病原检查；

3. 细菌学检查：骨髓培养对伤寒及其他败血症较血培养更易获得阳性结果。

（二）禁忌证

有严重出血倾向尤其是血友病患者，晚期妊娠的孕妇应慎重。

（三）术前准备

骨髓穿刺包1个（内含无菌手套、消毒盘、20ml注射器、5ml注射器、无菌试管等），盐酸利多卡因注射液。

（四）操作方法

1. 选择适宜体位及穿刺点

（1）髂前上棘穿刺点：患者平卧位，位于髂前上棘后约 2 厘米处。

（2）髂后上棘穿刺点：患者侧卧位，上方大腿向胸部弯曲，或俯卧位，相当于第 5 腰椎水平旁开 3 厘米处的圆钝形突起。

（3）胸骨穿刺点：患者仰卧位，肩背部垫枕，头尽量后仰，以充分暴露胸骨上切迹，选胸骨柄或胸骨体相当于第一、二肋间水平的骨面。

2. 戴无菌手套，穿刺部位常规消毒皮肤，铺无菌洞巾，自皮肤逐层麻醉至骨膜。

3. 将骨髓穿刺针固定器固定在适当长度上（胸骨穿刺 1cm，髂骨穿刺 1.5cm），用左手的拇指和食指固定穿刺部位，以右手持针向骨面垂直刺入（胸骨穿刺则应与骨面成 30~40 度角），当针尖接触骨质后，将穿刺针左右旋转，缓缓钻刺骨质，当阻力消失时，且穿刺针已能固定在骨内时，表示已进入骨髓。若穿刺针不固定，则应再钻入少许达到能固定为止。

4. 拔出针芯，接上干燥注射器（20ml），用适当的力量抽吸，若针头确在髓腔内，当抽吸时病人感到轻微锐痛，随即可见少量红色骨髓液进入注射器，骨髓液吸取量以 0.1~0.2ml 为宜，如作骨髓培养需在留取骨髓液计数和涂片标本后再抽取 1~2ml。

5. 将抽取的骨髓液滴于载玻片上急速作有核细胞计数及涂片数张作形态学检查。

6. 抽吸完毕，将针芯重新插入左手取无菌纱布置于针孔处，右手将穿刺针连同针芯一起拔出，随即将纱布盖于针孔上，按压 1~2 分钟，再用胶布将纱块加压固定。

（五）注意事项

1. 注射器与穿刺针必须干燥，以免发生溶血。

2. 穿刺针头进入骨髓后避免摆动过度，以免折断；胸骨穿刺时用力不可过猛，以防穿透对侧骨板。

3. 作形态学检查时抽吸液量不应过多，过多会导致骨髓稀释，影响增生判断及细胞计数及分类结果。

4. 骨髓液抽出后应迅速涂片，否则会很快发生凝固，使涂片失败。

巩固与练习

1. 骨髓象检查吸取量以_____ml 为宜(　　)

　　A. 0.5～1　　　　　B. 1～2　　　　　　C. 0.2～0.4

　　D. 0.1～0.2　　　　E. 0.3～0.5

2. 骨髓穿刺的常选部位不包括(　　)

　　A. 髂前上棘　　　　B. 髂后上棘　　　　C. 肋骨

　　D. 胸骨　　　　　　E. 腰椎棘突

3. 下列哪种疾病患者禁做骨髓穿刺(　　)

　　A. 显著血小板减少　　B. 粒细胞缺乏症　　C. 重度贫血

　　D. 血友病　　　　　　E. 恶性组织细胞病

参考答案

1. D　2. C　3. D

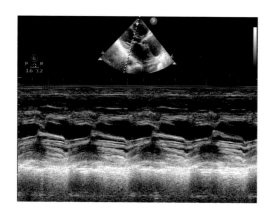

彩图 1　风湿性心脏病，M 型显示二尖瓣呈"城墙"样改变

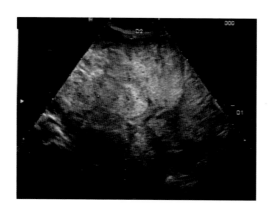

彩图 2　巨快型肝癌，显示块中块及镶嵌征

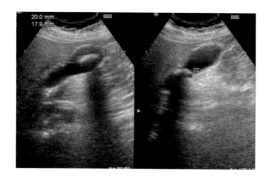

彩图 3　胆结石，不同体位见结石可移动

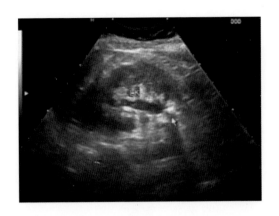

彩图 4 肾结石伴肾盂肾盏扩张

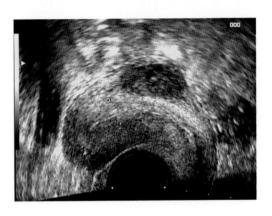

彩图 5 子宫肌瘤，呈椭圆形